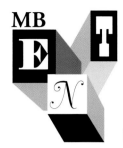

JN118328

# 編集企画にあたって……

　厚生労働省のまとめによると，2019年の日本人の平均寿命は男性81.41歳，女性は87.45歳となった．また，超高齢社会を迎えた日本では百寿者も多く，2020年9月の敬老の日の発表では初めて8万人を突破した．この百寿者の特徴として，糖尿病や動脈硬化が少ないことが知られているが，さらに栄養状態のよい百寿者は認知機能が高く，炎症反応も低いとされ，健康長寿には「良好な栄養状態」を保つことが鍵となると考えられている．「人生100年時代」もおおげさではなくなった現在，健康長寿を望む高齢者の嚥下障害への対応は，我々耳鼻咽喉科医にとって益々重要なテーマとなっている．

　本特集では，「高齢者の誤嚥をみたらどうするか」と題して，11人の専門科の先生方に執筆を御願いした．本書を手に取ることで，まずは高齢者の誤嚥に遭遇した場合の診断から治療までの一連の考え方が理解できるよう，兵頭先生にはガイドラインに沿った診断の進め方を，佐藤先生にはVE，VFによる診断のポイントを，唐帆先生には治療の考え方・進め方を，米村先生には基本となる食事介助の工夫とコツを，上羽先生には栄養士に丸投げになりがちな嚥下食の考え方・工夫を，矢野先生には摂食嚥下リハビリテーションの実際を，二藤先生にはどのような例で嚥下障害の手術に踏み切るのかを解説していただいた．また，嚥下障害診療を進めていくと，壁にぶつかることのある多職種連携と地域連携の進め方につき，それぞれ津田先生と加藤先生に連携における重要なポイントを含めご説明いただいた．さらに，実臨床で困難を極めることの多い認知症患者の嚥下障害に対する対応については，木村先生に4大認知症の疾患概念と合わせて解説いただいた．そして最後に，予防医学見地からの一般への啓発のあり方について，西山先生にご紹介いただいた．

　このように，この1冊に高齢者の誤嚥をみたらどうするか？の問いに対する幅広い視点からの答えをまとめることができたと感じている．本特集を高齢者の嚥下障害診療に携わる多くの先生方に読んでいただければ幸いである．

　最後に，このようなテーマを取り上げる機会をいただいた編集主幹の先生方と，コロナ禍の極めて多忙な時期にご執筆いただいた先生方に心よりの感謝を申し上げます．

2020年10月

原　浩貴

# KEY WORDS INDEX

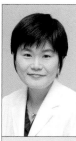
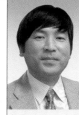
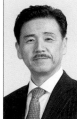
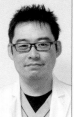
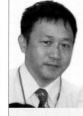
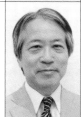
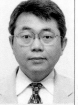
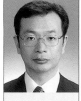

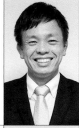
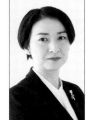
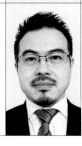
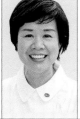
WRITERS FILE ライターズファイル（50音順）

# CONTENTS　高齢者の誤嚥をみたらどうするか

編集企画／原　浩貴
川崎医科大学教授

Monthly Book ENTONI　No. 252/2020. 12　目次

編集主幹／小林俊光

【ENTONI® （エントーニ）】
ENTONIとは「ENT」（英語の ear, nose and throat：耳鼻咽喉
科）にイタリア語の接尾辞 ONE の複数形を表す ONI をつけ，
耳鼻咽喉科領域を専門とする人々を示す造語．

好評特集

Monthly Book
エントーニ
ENT○NI
No.196

2016年8月・増大号
160頁　定価5,280円（本体4,800円＋税）

# 知っておきたい！
# 高齢者の摂食嚥下障害
## －基本・管理・診療－

編集企画
京都学園大学副学長　久　育男

超高齢社会を迎えた現在，日常診療で診察する機会が増えつつある高齢者の
摂食嚥下障害に関する「基本」「管理」「診療」について，多職種の方々に
よって詳しく解説！

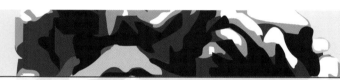

☆ CONTENTS ☆

全日本病院出版会
〒113-0033　東京都文京区本郷 3-16-4　Tel：03-5689-5989
www.zenniti.com　　　　　　　　　　　　　Fax：03-5689-8030

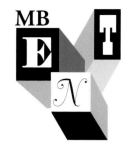

MB ENT, 252：1-8, 2020

◆特集・高齢者の誤嚥をみたらどうするか

# 嚥下障害診療ガイドラインに沿った診断の進め方

兵頭政光*

**Abstract** 嚥下障害は様々な原因で起こり，その障害様式や重症度も患者毎に大きく異なる．嚥下障害診療においては，嚥下障害の背景，原因，病態を的確に把握することが重要であり，嚥下障害診療ガイドライン 2018 年版では，その診断手順を示している．問診では，具体的な症状や経過，基礎疾患などを聴取する必要がある．精神身体機能の評価では，意識レベルや認知機能，頭部・上肢・体幹などの運動機能と呼吸機能の評価が重要である．これらは嚥下障害の要因となるばかりでなく，治療方針の決定にも大きくかかわる．口腔・咽頭・喉頭などの嚥下器官の評価では，運動機能と感覚機能の観察を行う．嚥下機能検査では，簡易検査は一定の有用性はあるものの，それらのみで嚥下機能の病態を評価することは困難である．嚥下内視鏡検査は必須の検査と位置づけられ，スコア評価法を用いることで病態を客観的に評価することができる．嚥下造影検査や嚥下圧検査などは，より詳細な嚥下機能評価が可能であり，嚥下内視鏡検査の結果に基づいて実施または依頼する．

**Key words** 診療ガイドライン（clinical practice guideline），認知機能（cognitive function），簡易検査（simple screening test），嚥下内視鏡検査（videoendoscopic examination of swallowing），嚥下造影検査（videofluorographic examination of swallowing）

## はじめに

高齢者では嚥下器官の解剖学的・生理学的変化が起こる．また，脳血管障害や神経・筋疾患などを合併する頻度も高くなり，嚥下障害が大きな問題となっている．さらに，精神・身体機能の面からは高次脳機能障害や認知症が問題となるほか，呼吸器系防御機構や免疫能の低下，全身の筋力低下などに伴う活動性低下も嚥下障害発症にかかわる．

嚥下障害に対応するうえでは，嚥下障害の背景，原因，障害様式，重症度を的確に診断する必要がある．本稿では，「嚥下障害診療ガイドライン2018 年版」（以下，ガイドライン）に沿って，これらの診断手順を概説する．

## 診断の進めかた

ガイドラインでは嚥下障害診療のアルゴリズムを示している（図1)[1]．これに沿って診断の流れを示す．診断の目的は，嚥下障害の原因診断，障害様式と程度の判定，より詳細な嚥下機能検査の適応判断，嚥下リハビリテーションや外科的治療などの適応判断であり，それらを念頭におきながら診断を進める．

### 1．問 診

嚥下障害に関連する症状として，食物嚥下時には嚥下困難（飲み込みにくい），嚥下時のむせ，鼻咽腔逆流，嚥下時痛などが，嚥下後には食物残留感，湿声，喀痰増加などがある．また，食事場面以外の症状として持続的な喀痰や発熱などの呼吸器感染症状，食物摂取量の減少，食事時間の延長

---

* Hyodo Masamitsu，〒783-8505 高知県南国市岡豊町小蓮　高知大学医学部耳鼻咽喉科，教授

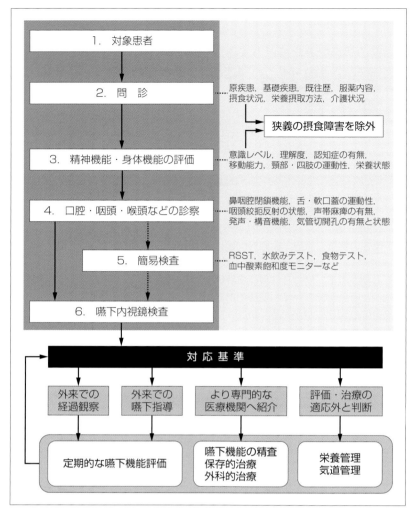

図 1.
嚥下障害診療アルゴリズム
（文献 1 より引用）

**図内テキスト**

1. 対象患者
2. 問　診
　原疾患，基礎疾患，既往歴，服薬内容，摂食状況，栄養摂取方法，介護状況
　狭義の摂食障害を除外
3. 精神機能・身体機能の評価
　意識レベル，理解度，認知症の有無，移動能力，頸部・四肢の運動性，栄養状態
4. 口腔・咽頭・喉頭などの診察
　鼻咽腔閉鎖機能，舌・軟口蓋の運動性，咽頭絞扼反射の状態，声帯麻痺の有無，発声・構音機能，気管切開孔の有無と状態
5. 簡易検査
　RSST，水飲みテスト，食物テスト，血中酸素飽和度モニターなど
6. 嚥下内視鏡検査

対応基準

外来での経過観察｜外来での嚥下指導｜より専門的な医療機関へ紹介｜評価・治療の適応外と判断

定期的な嚥下機能評価｜嚥下機能の精査 保存的治療 外科的治療｜栄養管理 気道管理

---

なども嚥下障害を疑わせる．ガイドラインではこれらの症状を確認するための問診票の例を提示しているので，参考にされたい．普段の経口摂取の状況，既往歴・基礎疾患，日常行動（ADL など）・生活様式などについての把握も，嚥下障害の病態把握や対応決定にとって重要である．

### 2．精神・身体機能の評価

意識レベルや認知機能の低下，失語・失行・失認などの高次脳機能障害は，摂食行為や嚥下能力および対応方針の選択に影響を及ぼす．意識レベルの低下は，Japan Coma Scale（JCS）により評価する．認知機能の評価法としては，本邦では改訂長谷川式簡易知能評価スケール（HDS-R）が，国際的には mini-mental state examination（MMSE）が汎用されている．しかし，HDS-R や MMSE による評価を通常の耳鼻咽喉科診療の中

で行うことは難しいので，筆者は年齢，生年月日，家族の名前，電話番号などを尋ねることで大まかな評価を行っている．

身体運動機能では頸部・上肢・体幹などの運動機能と呼吸機能が重要である．前者の機能低下があると摂食行為に支障をきたすとともに，嚥下障害に対するリハビリテーションの実施も困難となる．呼吸機能の低下は誤嚥物や下気道分泌物の喀出力低下につながり，嚥下性肺炎の発症や嚥下障害の増悪につながる．

### 3．口腔・咽頭・喉頭の診察

嚥下器官の運動および感覚機能の評価を行う．問診での会話や母音の持続発声により，開鼻声などの構音障害，嗄声，湿声などの有無を確認する．口腔・咽頭所見では衛生状態や湿潤性，舌や軟口蓋の運動性および舌圧子などの刺激による咽頭絞

扼反射の惹起性を観察する．咽頭絞扼反射は咽頭の感覚機能を反映しており，嚥下反射の惹起にかかわっている．様々な神経疾患で嚥下障害が初発症状となることがある[2]．たとえば，筋萎縮性側索硬化症などの運動ニューロン疾患では舌の萎縮や運動障害，線維束性収縮などの所見（図2）がみられる．また，パーキンソン病などの神経疾患でも，舌の可動域低下や運動の巧緻性低下，構音障害などを伴うことが多い．

次いで，鼻咽腔，喉頭，下咽頭を内視鏡下に観察し，器質的病変や運動障害の有無を観察する．鼻咽腔では「エー」や「パッ，パッ，パッ」などを発声させて鼻咽腔閉鎖を観察する．軟口蓋の運動性を観察するとともに，鼻咽腔閉鎖があると口腔からの気流により粘液や唾液が鼻咽腔に吹き上げられる所見もみられる．内視鏡を進めて，中・下咽頭や喉頭の形態と運動性を観察する．持続発声や深吸気を指示し，咽頭や喉頭の運動性を観察する．喉頭蓋谷や梨状陥凹の唾液貯留は嚥下障害

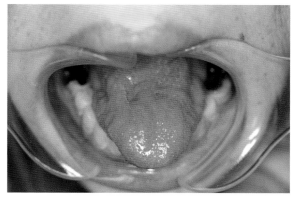

図2．筋萎縮性側索硬化症（ALS）患者の舌所見
舌の萎縮と線維束性収縮がみられる

を示唆する重要な所見である．咽頭や喉頭に麻痺があると患側の梨状陥凹が拡大し，唾液貯留も健側に比べて多くなる（図3-a）．このような左右差の把握が重要である．

咽頭，喉頭の観察では器質的病変を見逃さないことも重要である．高齢者では，下咽頭癌や食道癌などの腫瘍性疾患の初発症状として，嚥下困難などの嚥下関連症状を訴えることがある（図3-b）．また，頸椎骨棘も高齢者ではよくみられる器

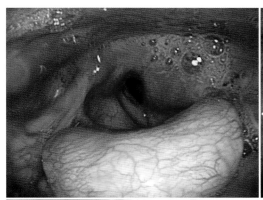
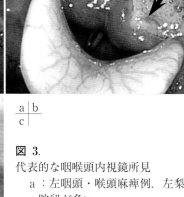
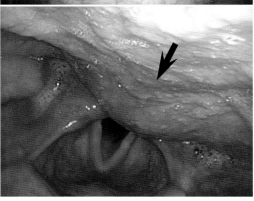

| a | b |
|---|---|
| c | |

図3．
代表的な咽喉頭内視鏡所見
　a：左咽頭・喉頭麻痺例．左梨状陥凹の唾液
　　　貯留が多い
　b：下咽頭癌（輪状後部癌）例．梨状陥凹〜輪
　　　状後部の唾液残留が高度で，腫瘍による披
　　　裂部の浮腫性腫脹を認める
　c：頸椎骨棘増殖

質的病変である（図 3-c）．梨状陥凹に唾液貯留が多い場合には，それをいったん吸引してから再度観察する手間を惜しんではならない．

### 4．嚥下機能検査

ガイドラインでは嚥下機能検査として，嚥下内視鏡検査（VE）を必須の検査と位置づけている．簡易検査は VE が実施できない場合のスクリーニング検査ないし補助的検査法としている[3]．

#### 1）簡易検査

#### (1) 反復唾液飲みテスト（repetitive saliva swallowing test；RSST）

主に嚥下運動の惹起性をみる検査であり，口腔内を少量の水または氷水で湿らせた後，空嚥下をできるだけ多く反復するように指示し，その回数を数える．30 秒間に 2 回以下であれば嚥下運動の惹起障害があると判定する．

RSST の臨床的有用性に関する報告では，鄭ら[4]が嚥下障害の検出能力について感度 80％および特異度 40％，菅野ら[5]が喉頭侵入・誤嚥検出について感度 82％および特異度 46％，Persson ら[6]が水飲みテストと比較して，感度 93％，特異度 69％であったと報告した．このように，RSST の感度は比較的良いものの特異度は必ずしも高くない．また，偽性球麻痺や高齢者で随意的な嚥下が惹起されにくい場合の検出能力は高いが，食道入口部開大不全や気道防御反射機構の障害が主体となる嚥下障害例に対しては有用性が低いことにも留意する必要がある．

#### (2) 水飲みテスト

少量の水を飲ませて，むせの有無や飲み方の異常などを判定する．本邦で汎用されているものは，3 ml の冷水を嚥下する改訂水飲みテスト[7]で，簡便で安全性も高い[8][9]．海外では 3 オンス（約 90 ml）～100 ml の水飲みテストが施行されることが多い[10]．

水飲みテストの評価は，嚥下造影検査（VF）や VE を基準としてむせや湿性嗄声の有無で判定するものが多い．Osawa ら[11]は 3 ml 冷水を用いて VF と比較した結果，感度 55.3％，特異度 80.9％

と報告した．また，Suiter ら[12]は 90 ml の水飲みテストで VE と比較し，感度 95.5％，特異度 48.7％であったと報告した．このように感度，特異度には報告者によりばらつきがあり，両者ともに高い報告は少ない．

#### (3) 食物テスト（フードテスト）

主として食塊形成能と咽頭への送り込みの動きを観察するために，向井[13]により提唱された検査法である．4 g のプリンを嚥下させ，その嚥下運動とプロフィールを観察する[5]．嚥下後に口腔内を観察し残留の有無，位置，量を確認する．改訂水飲みテストよりも容易な検査課題として位置づけられる．4 点をカットオフ値とすることが多い．

戸原ら[14]はカットオフ値を 4 点にすると改訂水飲みテストでは感度 100％，特異度 71％，フードテストでは感度 100％ 特異度 82％で高い精度で誤嚥を診断でき，改訂水飲みテストとあわせて行うことで，食事の経口摂取の可否の判断に有用であると述べている．一方，大沢ら[15]は脳卒中患者で異なる食材でのフードテストと改訂水飲みテストを行い，感度，特異度を比較している．ゼリーでは感度 80％，特異度 41.3％，粥ではそれぞれ 83.3％，25.5％であり，いずれも特異度は低いと述べている．フードテストには検査食の種類や性状が標準化されていない問題点があり，現時点では一般的な検査とは言えない．

#### (4) 経皮的血中酸素飽和度（SpO₂）モニター

実際の食事場面や水・食物などを嚥下させた際の $SpO_2$ を経皮的にモニターする．誤嚥があると $SpO_2$ が低下することを応用したもので，一般的に 2％以上の低下を有意とすることが多い．

Britton らのシステマティック・レビューでは[16]，誤嚥と $SpO_2$ の低下の間に有意な関連性はないと結論づけている文献が多くを占めている．他にも Colodny[17]は呼吸状態の悪化は証明できるが誤嚥のスクリーニングにはならないとし，Marian ら[18]や Higo ら[19]もその有用性を否定している．以上より，$SpO_2$ モニターは全身状態や呼吸状態の把握にはつながるが，誤嚥の検出のためのスクリー

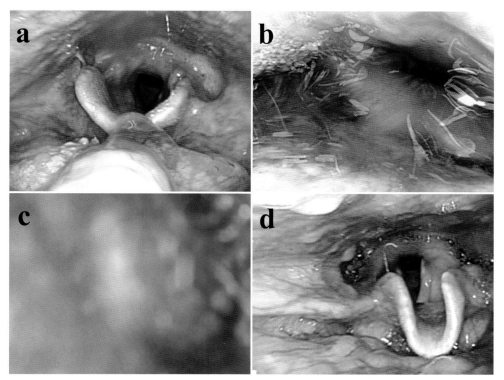

図 4. 嚥下内視鏡検査所見（着色水嚥下時）
　　a ：早期咽頭流入
　　b ：嚥下反射の惹起遅延
　　c ：咽頭収縮不全
　　d ：クリアランス低下

ニング検査としての有用性は高くない.

　2）VE

　嚥下器官である咽頭および喉頭を軟性内視鏡で観察することで，その機能や器質的病変の有無をみる検査であり，嚥下障害の評価においては必須の検査である．まず，非嚥下時に咽頭や喉頭の器質的病変の有無，鼻咽腔閉鎖，咽頭や喉頭の運動性，喉頭蓋谷や梨状陥凹の唾液貯留や食物残留，声門閉鎖反射の惹起性などを指標にした咽頭・喉頭の感覚を観察する．次いで，少量の着色水などの検査食を嚥下させて，早期咽頭流入の有無，嚥下反射惹起のタイミング，嚥下後の咽頭残留（咽頭クリアランス），喉頭流入や誤嚥の有無と程度などを判定する[20]．咽頭収縮により内視鏡の視野が遮られてモニターが一瞬白くなるホワイトアウトは，嚥下反射惹起のタイミングや咽頭収縮の指標となる（図 4）．なお，上記の検査は着色水をいったん口腔内に保持させた後，指示によりそれを嚥下させて評価するが，必要に応じて実際の食物を検査食として用いてもよい．その場合，咀嚼を伴う嚥下では，正常でも食塊が咽頭に流入する所見が観察できるので，留意する必要がある．

　嚥下機能評価法として，ガイドラインでは兵頭らの「嚥下内視鏡検査スコア評価法」[21]を掲載している（表 1）．① 喉頭蓋谷や梨状陥凹の唾液貯留，② 咳反射・声門閉鎖反射の惹起性，③ 嚥下反射の惹起性，④ 着色水嚥下後の咽頭クリアランスの 4 項目について 4 段階で点数化する評価法である．簡便かつ客観的に嚥下機能を評価でき，情報の共有や経口摂取の可否および障害の経時的な変化の比較に有用とされている[21]．

　3）VF

　ガイドラインでは VF は VE の結果に基づいて実施の判断をすることとしている．検査では造影剤を嚥下させて，口腔，咽頭，食道などの形態および運動と造影剤の動きを X 線透視により観察する．VE では主に咽頭期の評価に限られるが，VF では口腔準備期・口腔期・咽頭期・食道期の

すべての期の嚥下運動を評価することができ，嚥下機能検査としての役割は大きい（表2）．口腔準備期では食物の咀嚼や舌の運動性，口腔期では造影剤の口腔保持や口腔から咽頭への送り込みを観察する．咽頭期では軟口蓋運動や鼻咽腔逆流の有無，喉頭蓋谷や梨状陥凹の造影剤残留，誤嚥の有無と程度および誤嚥物の喀出の可否，喉頭挙上のタイミングと挙上度，食道入口部の開大性，舌根運動および咽頭収縮などを観察する（図5）．食道期では食塊の通過性や蠕動運動の状態および器質的疾患の有無を観察する．

**4）その他の検査**

その他の嚥下機能検査として，嚥下運動に関与する筋の活動様式を観察するための筋電図検査，嚥下時の咽頭や食道の内圧を測定する嚥下圧検査などあるが，いずれも若干の侵襲がある．検査機器もどの医療機関にもあるものではなく，検査手技もやや煩雑である．これらの検査はVEやVFの結果を踏まえ，その必要性を判断したうえで実施する．

## 診断結果に基づいた対応

嚥下障害の原因疾患が明らかになれば，それに対する治療が必要になる．疾患によっては脳神経内科，消化器内科，歯科口腔外科などとの連携が必要となる．ガイドラインでは嚥下障害の程度が軽度であれば外来での経過観察や基本的な嚥下指導を行うことでよいとしている．嚥下指導では，障害様式に応じた食事指導や機能訓練が求められ

表 1．嚥下内視鏡検査のスコア評価法

| | 良好← | →不良 |
|---|---|---|
| 梨状陥凹などの唾液貯留 | | 0 ・ 1 ・ 2 ・ 3 |
| 咳反射・声門閉鎖反射の惹起性 | | 0 ・ 1 ・ 2 ・ 3 |
| 嚥下反射の惹起性 | | 0 ・ 1 ・ 2 ・ 3 |
| 咽頭クリアランス | | 0 ・ 1 ・ 2 ・ 3 |
| 誤嚥 | | なし・軽度・高度 |
| 随伴所見 | 鼻咽腔閉鎖不全　・　早期咽頭流入 | |
| | 声帯麻痺　・　（　　　　　　　） | |

表 2．嚥下内視鏡検査と嚥下造影検査の評価項目の比較

| 期 | 嚥下運動 | VE | VF |
|---|---|---|---|
| 口腔期 | 食物の咀嚼 | × | ○ |
| | 食塊形成 | × | ○ |
| | 食塊の送り込み | △ | ○ |
| 咽頭期 | 鼻咽腔閉鎖 | ○ | ○ |
| | 喉頭挙上 | × | ◎ |
| | 声門閉鎖 | ○ | × |
| | 咽頭収縮 | ○ | ◎ |
| | 食道入口部弛緩 | × | ◎ |
| 食道期 | 蠕動運動 | × | ○ |
| | 食物の移動 | × | ○ |

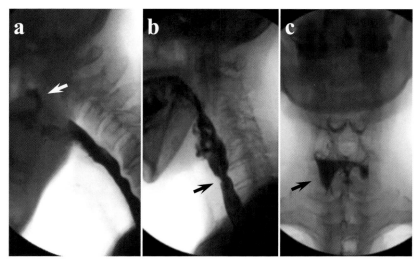

図 5．
代表的な嚥下造影検査所見
　a：鼻咽腔逆流
　b：食道入口部開大障害
　c：梨状陥凹の造影剤残留
　　（右咽頭麻痺のため残留度に左右差がある）

る．一方，嚥下障害の原因診断や詳細な病態診断が困難な場合，あるいは専門的な治療が困難な場合には，高次医療機関へ紹介することを推奨している．また，認知機能や身体機能が不良な場合には，嚥下障害の的確な評価や治療が困難であり，その場合には患者や家族の意向も踏まえて栄養管理や気道管理に主眼を置く．

**参考文献**

1) 嚥下障害診療ガイドライン作成委員会：1. 序論．日本耳鼻咽喉科学会（編）：1-7, 嚥下障害診療ガイドライン 2018 年版．金原出版, 2018.

2) 兵頭政光：進行する嚥下困難．MB ENT, **205**：119-122, 2017.

3) 嚥下障害診療ガイドライン作成委員会：CQ3 嚥下機能評価に簡易検査は有用か？ 日本耳鼻咽喉科学会（編）：40-41, 嚥下障害診療ガイドライン 2018 年版．金原出版, 2018.

4) 鄭 漢忠, 高 律子, 上野尚雄ほか：反復唾液嚥下テストは施設入所高齢者の摂食・嚥下障害をスクリーニングできるか？ 日摂食嚥下リハ会誌, **3**：29-33, 1999.

5) 菅野和広, 今泉光雅, 早川貴司ほか：高齢者施設入所中の後期高齢者に対する嚥下スクリーニングの妥当性評価―誤嚥検診を通じて―．嚥下医学, **6**：100-108, 2017.
Summary 施設入所中の高齢者に対し嚥下スクリーニングテストを実施した．RSST による喉頭侵入や誤嚥の判定は，カットオフ値を 3 回とすると感度82%，特異度46%であった．

6) Persson E, Wårdh I, Östberg P：Repetitive saliva swallowing test：Norms, clinical relevance and the impact of saliva secretion. Dysphagia, **34**：271-278, 2019.

7) 窪田俊夫, 三島博信, 花田 実ほか：脳血管障害における麻痺性嚥下障害スクリーニングテストとその臨床応用について．総合リハ, **10**：271-276, 1982.

8) 日本摂食嚥下リハビリテーション学会 医療検討委員会：摂食嚥下障害の評価 2019. https://www.jsdr.or.jp/wp-content/uploads/file/doc/assessment2019-announce.pdf

9) Tohara H, Saitoh E, Mays KA, et al：Three tests for predicting aspiration without videofluorography. Dysphagia, **18**：126-134, 2003.

10) Wu MC, Chang YC, Wang TG, et al：Evaluating swallowing dysfunction using a 100-m*l* water swallowing test. Dysphagia, **19**：43-47, 2004.

11) Osawa A, Maeshima S, Tanahashi N, et al：Water-swallowing test：Screening for aspiration in stroke patients. Cerebrovasc Dis, **35**：276-281, 2013.
Summary 脳卒中後の 111 例に 5, 10, 30, 60 m*l* の水飲みテストを行ったところ，誤嚥検出の感度は34.8〜55.7%，特異度は78.9〜93.2%であった．

12) Suiter DM, Leder SB：Clinical Utility of the 3-ounce Water Swallow Test. Dysphagia, **3**：244-250, 2008.

13) 向井美惠：非 VF 系評価法（フードテスト）の基準化（才藤栄一主任研究者）：43-50, 平成 11 年度長寿科学総合研究事業報告書（摂食・嚥下障害の治療・対応に関する統合的研究）．2000.

14) 戸原 玄, 才藤栄一, 馬場 尊ほか：Videofluorography を用いない摂食・嚥下障害評価フローチャート．日摂食嚥下リハ会誌, **6**：196-206, 2002.

15) 大沢愛子, 前島伸一郎, 棚橋紀夫：脳卒中患者における食物嚥下と液体嚥下―フードテストと改訂水飲みテストを用いた臨床所見と嚥下造影検査の検討―．Jpn J Rehabil Med, **49**：11, 2012

16) Britton D, Roeske A, Ennis SK, et al：Utility of pulse oximetry to detect aspiration：An evidence-based systematic review. Dysphagia, **33**：282-292, 2018.
Summary 食事摂取中の誤嚥検出における SpO₂ モニターの有用性についてシステマティック・レビューを行った．感度は 10〜87% であり誤嚥検出に有用であるとは結論できなかった．

17) Colodny N：Comparison of dysphagics and nondysphagics on pulse oximetry during oral feeding. Dysphagia, **15**：68-73, 2000.

18) Marian T, Schröder J, Muhle P, et al：Measurement of oxygen desaturation is not useful for the detection of aspiration in dysphagic stroke patients. Cerebrovasc Dis Extra, **7**：44-50, 2017.

19) Higo R, Tayama N, Watanabe T, et al：Pulse oximetry monitoring for the evaluation of

swallowing function. Eur Arch Otorhinolaryngol, **260**：124-127, 2003.

20）兵頭政光：嚥下内視鏡検査の実際と役割．兵頭
政光（編）：21-27，動画で学ぶ嚥下内視鏡検査
（VE）―スコア評価と活用法―．金原出版，2020.

21）兵頭政光：嚥下内視鏡検査におけるスコア評価
基準（試案）の作成とその臨床的意義．日耳鼻会
報，**113**：670-678，2010.

Summary 嚥下内視鏡検査結果を客観的に評価するために，スコア評価法を提唱した．これにより嚥下機能の病態評価や経口摂取の可否の判断につなげることができることを示した．

MB ENT, 252：9-17, 2020

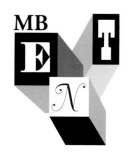

◆特集・高齢者の誤嚥をみたらどうするか

# 嚥下内視鏡検査・嚥下造影検査による診断のポイント

佐藤公則*

**Abstract** 1.「高齢者を診たら誤嚥があると思え」といえるほど，潜在性に誤嚥する高齢者は少なくない．食物誤嚥だけではなく，唾液誤嚥，胃酸誤嚥も念頭におかねばならない．

2. 嚥下機能の予備能が低下した高齢者では，些細な誘因で嚥下障害・誤嚥をきたすようになる．

3. 嚥下機能検査（嚥下内視鏡検査，嚥下造影検査）の目的は，嚥下障害をきたす原因疾患の診断，嚥下機能・病態の評価，治療効果の評価である．

4. 嚥下内視鏡検査のピットフォール，すなわち嚥下内視鏡検査で診断できない疾患，評価できない病態の存在を踏まえ，適宜嚥下造影検査も行う嚥下障害の日常診療が大切である．

5. 咽頭期の嚥下障害のみを診察するのではなく，咽頭期を含めた口腔期から食道期までの嚥下障害を，特に高齢者では診療する必要がある．

**Key words** 嚥下内視鏡検査（videoendoscopic examination of swallowing），嚥下造影検査（videofluorographic examination of swallowing），嚥下障害（swallowing disorders），高齢者（the aged）

## はじめに

本特集は「高齢者の誤嚥をみたらどうするか」であるが，臨床の現場では「高齢者を診たら誤嚥があると思え」といえるほど高齢者では潜在性の誤嚥が少なくない．後期高齢者（75歳以上）では，嚥下障害を訴えていなくても約30％に誤嚥を認めたとする報告もある[1]．高齢者の誤嚥では，食物誤嚥だけではなく，唾液誤嚥，胃酸誤嚥も念頭におかねばならない．

耳鼻咽喉科外来には口腔期・咽頭期・食道期の嚥下障害をきたす種々の疾患を持った高齢者が来院する．嚥下機能検査によって嚥下障害の診断，嚥下機能・病態の評価，治療効果の評価が行われる．さらに，リハビリテーションの方法や外科的治療の適応が決定される．また，嚥下性肺炎への対応が行われる．

嚥下内視鏡検査と嚥下造影検査の利点と欠点を踏まえた嚥下機能検査を行わなければならない．

## 高齢者の誤嚥をどう疑うか

食事中のムセは，食物誤嚥を強く疑う症状であるが，高齢者ではムセのない誤嚥（不顕性誤嚥）が少なくない．「食事中のムセがなくても，高齢者を診たら誤嚥があると思え」といえる．

誤嚥を疑う症状は，食事中のムセ，食事中の声の変化（湿声），食後の咳，肺炎を繰り返すなどがある[2]．また，食事時間が延長，嚥下時に頸部前屈，痰が喉にからむ，のどに違和感があるなども重要な症状である[1]．

\* Sato Kiminori，〒830-0011 福岡県久留米市旭町67 久留米大学医学部耳鼻咽喉科・頭頸部外科学講座，客員教授／〒870-0026 大分市金池町2-8-18 佐藤クリニック耳鼻咽喉科・頭頸部外科・睡眠呼吸障害センター，院長

表 1. 嚥下内視鏡所見のスコア評価基準

① 喉頭蓋谷や梨状陥凹の唾液貯留
　0：唾液貯留がない
　1：軽度唾液貯留あり
　2：中等度の唾液貯留があるが，喉頭腔への流入はない
　3：唾液貯留が高度で，吸気時に喉頭腔へ流入する
② 声門閉鎖反射や咳反射の惹起性
　0：喉頭蓋や披裂部に少し触れるだけで容易に反射が惹起される
　1：反射は惹起されるが弱い
　2：反射が惹起されないことがある
　3：反射の惹起が極めて不良
③ 嚥下反射の惹起性
　0：着色水の咽頭流入がわずかに観察できるのみ
　1：着色水が喉頭蓋谷に達するのが観察できる
　2：着色水が梨状陥凹に達するのが観察できる
　3：着色水が梨状陥凹に達してもしばらくは嚥下反射が起きない
④ 着色水嚥下による咽頭クリアランス
　0：嚥下後に着色水残留なし
　1：着色水残留が軽度あるが，2～3 回の空嚥下で wash out される
　2：着色水残留があり，複数回嚥下を行っても wash out されない
　3：着色水残留が高度で，喉頭腔に流入する

(文献 4 より)

## 高齢者の嚥下内視鏡検査

　嚥下内視鏡検査は，嚥下障害の診断と嚥下機能の評価を内視鏡下に行う．嚥下を行わない状態での観察と，空嚥下や検査食を嚥下させた状態での観察を行う[2]．

　その利点はいつでもどこでも繰り返し実施可能な機動性に優れた検査法であり，検査に伴う X 線被曝の心配もない．

### 1．嚥下内視鏡検査の目的

　検査の目的は，① 咽頭・喉頭の器質的・機能的異常の有無を観察し，② 検査食を嚥下した際の早期咽頭流入，嚥下反射惹起のタイミング，咽頭残留，喉頭流入・誤嚥などを指標に嚥下機能を評価し，③ 気道防御反射の状況（感覚や咳反射）を観察することである[2][3]．また，④ 代償姿勢による嚥下動態，食塊形態による嚥下動態を観察することである[3]．

　嚥下内視鏡検査は，咽頭・喉頭の感覚を確認できる検査法である．咽頭・喉頭感覚の低下は，嚥下反射の惹起遅延に伴う誤嚥の危険因子になる[2]．気道の感覚が低下している高齢者では，喉頭流入・誤嚥があるときは，咳嗽反射が生じるか，また咳嗽により喀出できるかを観察することが重要である．

表 2. 嚥下内視鏡所見のスコア評価シート

| 評価項目 | スコア | | |
|---|---|---|---|
| | 良好← | | →不良 |
| 梨状陥凹などの唾液貯留 | 0 ・ 1 ・ 2 ・ 3 | | |
| 咳反射・声門閉鎖反射の惹起性 | 0 ・ 1 ・ 2 ・ 3 | | |
| 嚥下反射の惹起性 | 0 ・ 1 ・ 2 ・ 3 | | |
| 咽頭クリアランス | 0 ・ 1 ・ 2 ・ 3 | | |
| 誤嚥 | なし ・ 軽度 ・ 高度 | | |
| 随伴所見 | 鼻咽腔閉鎖不全・早期咽頭流入 声帯麻痺 ・（　　　　） | | |

(文献 4 より)

### 2．スコア評価方法

　嚥下障害を訴えない高齢者でも，程度の差はあれ，早期咽頭流入，嚥下反射の惹起遅延，咽頭残留，喉頭流入・誤嚥が観察される．この場合は嚥下機能の異常が示唆されるので，スコア評価を行う．

　兵頭らは，① 喉頭蓋谷や梨状陥凹の唾液貯留，② 声門閉鎖反射や咳反射の惹起性，③ 嚥下反射の惹起性，④ 着色水嚥下による咽頭クリアランスの 4 項目について 4 段階で点数化するスコア評価法（表 1, 2）を報告している[4]．この評価法は，簡便であり検者間でスコアの一致率も高く，情報の

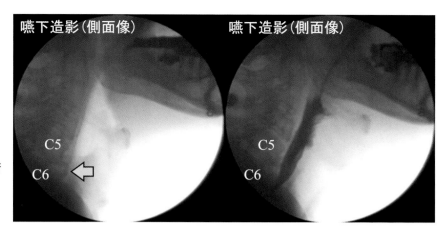

図 1.
前縦靱帯骨化症（68 歳，男性）
第 5 と第 6 頸椎の間に前縦靱帯
の骨化（矢印）を認める
（文献 3，6 より）

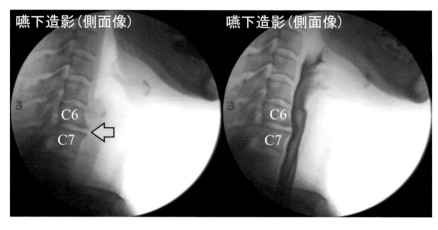

図 2.
頸椎骨棘（64 歳，女性）
第 6 と第 7 頸椎の間に頸椎の
骨棘（矢印）を認める
（文献 3，6 より）

共有や経口摂取の可否の判断および障害の経時的な変化の比較に有用である[2]．

スコアの合計点が 4〜5 点以下であれば経口摂取の自立，すなわち下気道感染をきたすことなく経口のみによる必要量の食事摂取が可能であり，9〜10 点以上であれば経口摂取は難しいとされる[4]．

## 高齢者の嚥下内視鏡検査のピットフォール

嚥下内視鏡検査は嚥下造影検査に匹敵する検査法であり，誤嚥の検出に対しても匹敵する検査法とされている[5]．さらに，嚥下指導を通じて誤嚥の危険性の軽減や嚥下性肺炎の予防といった治療的介入にも有用である[2]．しかし，嚥下内視鏡検査では咽頭期の嚥下動態を詳細に観察できないため，必要に応じて嚥下造影検査を実施することが望ましい[3]．

## 1．嚥下障害をきたす原因疾患の診断における嚥下内視鏡検査のピットフォール

一般診療所で嚥下内視鏡検査で異常所見がなく，嚥下造影検査で異常所見がある例は約 1 割（9％）との報告がある[6]．嚥下内視鏡検査で異常を認めない場合でも，診断できない疾患・病態が隠れている可能性に注意が必要である[6]．

嚥下内視鏡検査では嚥下に関与する器官である咽頭・喉頭・食道の内部あるいは周囲の器質的疾患，また機能的疾患が診断できない場合がある[3][6]．特に，食道癌などの悪性腫瘍が原因の嚥下障害を診断できないことは憂慮すべき点といえる．

口腔・咽頭の理学的診察で異常がなく，嚥下内視鏡検査でも異常がない嚥下障害には，前縦靱帯骨化症（図 1），頸椎骨棘（図 2），咽頭食道憩室（図 3），胸部食道癌（図 4），食道アカラシア（図 5），胸部大動脈瘤による食道圧迫（図 6），食道異物（図 7）などの疾患がある．

口腔・頸部の理学的診察で所見があり，嚥下内

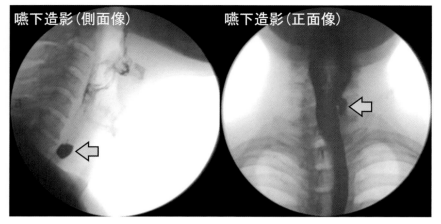

図 3.
咽頭食道憩室（63 歳，男性）
咽頭食道境界部に憩室を認め，内部に鏡面像（ニボー）（矢印）を認める
（文献 3，6 より）

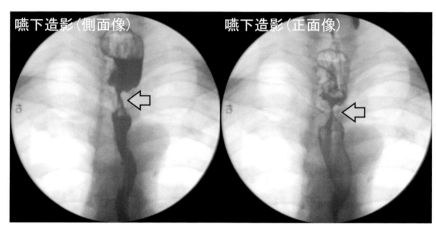

図 4.
胸部食道癌（64 歳，男性）
胸部食道に全周性の狭窄像（矢印）を認める
（文献 3，6 より）

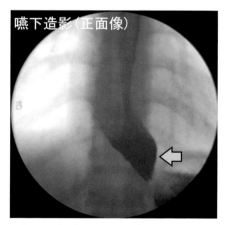

図 5．食道アカラシア（29 歳，男性）
下部食道噴門部の弛緩不全と食道の異常拡張（矢印），食道蠕動運動の消失，食道下端部の滑らかな狭細化と口側食道の拡張を認める（矢印）
（文献 3，6 より）

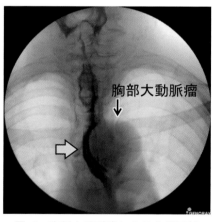

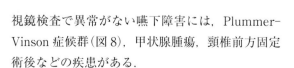

図 6．胸部大動脈瘤による食道圧迫
（81 歳，女性）
胸部大動脈瘤により食道が圧迫されている（矢印）

視鏡検査で異常がない嚥下障害には，Plummer-Vinson 症候群（図 8），甲状腺腫瘍，頸椎前方固定術後などの疾患がある．
　頸椎疾患による嚥下障害の診断は，頸部 X 線単純撮影の側面像が有用である．頸椎の加齢的変化である頸椎前弯（図 9），特に喉頭下垂と頸椎前弯を認める高齢者では，喉頭挙上が障害され，誤嚥をきたしやすい[7)8)]．

## 2．嚥下機能の評価における嚥下内視鏡検査の ピットフォール

嚥下内視鏡検査の欠点は咽頭期の嚥下反射時に視野が白くなり（white out），嚥下反射時の情報量が少ないことである．また，口腔期と食道期の嚥下障害の診断が行えない．

嚥下内視鏡検査で嚥下機能の評価が困難な項目は，口腔期では食塊形成や食塊の咽頭への送り込み，咽頭期では喉頭挙上のタイミングや程度および食道入口部の開大性，食道期では食塊の通過性や食道の蠕動運動などがある[2]．

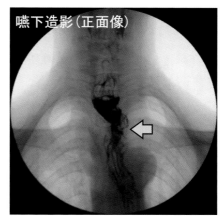

図 7．食道癌術後の食道異物
（74 歳，女性）
食道癌術後に狭小化した食道に食物が停留している（矢印）

図 8．
Plummer-Vinson 症候群
（72 歳，女性）
側面像では web 像（頸部食道前壁に膜様の陰影欠損）を認め（矢印），正面像では同部に一致する絞扼像を認める（矢印）
（文献 3 より）

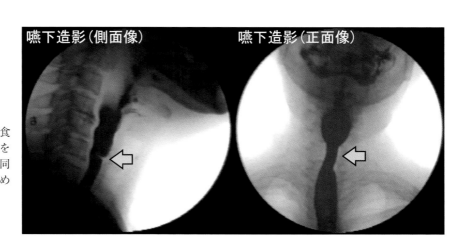

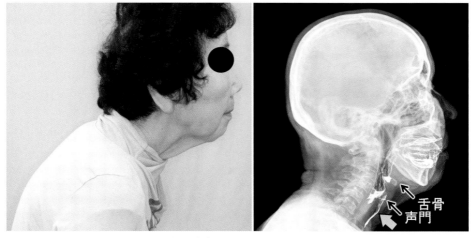

図 9．頸椎前弯による誤嚥（76 歳，女性）
頸椎前弯により喉頭挙上が障害され，誤嚥をきたしている（矢印）

## 嚥下造影検査はどのような場合必要か

### 1．嚥下障害をきたす原因疾患の診断

嚥下内視鏡検査で異常がなくても，問診あるいは口腔・頸部などの理学的所見から嚥下障害をきたす病変が予想される例では，嚥下造影検査を行うべきである．

嚥下困難感や嚥下痛が持続あるいは増悪する場合は，嚥下造影検査あるいは上部消化管内視鏡検査を行う必要がある．特に，食道癌などの悪性腫瘍が原因の嚥下障害には注意が必要である．

一般的に頸椎疾患による嚥下障害は嚥下内視鏡検査で診断できない．

### 2．嚥下機能の評価

嚥下内視鏡検査で早期の咽頭流入が高度の場合や咀嚼中に誤嚥が認められる場合には，口腔期嚥下機能の障害（食塊の口腔内保持能の低下など）が示唆される．このような口腔期嚥下機能の評価には，嚥下造影検査が有用である[2]．

嚥下内視鏡検査で嚥下反射の惹起遅延が高度な場合や喉頭挙上が不良な場合は，喉頭挙上のタイミングや程度の評価を嚥下造影検査で行う[2]．

嚥下反射の惹起が良いにもかかわらず，咽頭クリアランスが不良な場合や誤嚥が高度な場合は，食道入口部の開大障害や同部の器質的疾患の存在が疑われ，嚥下造影検査の適応である[2]．

食道期の評価は嚥下内視鏡検査では行えない．食塊の通過性，食道の蠕動運動，胃食道逆流などの評価は嚥下造影検査が必要である[2]．

## 高齢者の嚥下造影検査

嚥下造影検査は嚥下の口腔期・咽頭期・食道期すべての嚥下障害の病態を詳細に評価でき，もっとも信頼性が高い嚥下機能検査法である[2][9]．嚥下動態の異常，誤嚥の有無と程度，器質的病変の有無などを客観的に評価でき，診断的価値が高い嚥下機能検査である[2][9]．また，嚥下造影検査は病的な嚥下動態を評価し診断するだけではなく，誤嚥や咽頭残渣の少ない嚥下方法，食物形態をみつけ

だし，嚥下訓練の効果を確認する治療的検査としても有用である[9]．

### 1．嚥下造影検査の目的

検査の目的は，① 嚥下障害の原因と病態，すなわち口腔・咽頭・食道などの器質的病変の有無の判定および機能的異常について評価し[2]，② 嚥下障害に対する治療効果の判定および経口摂取の可否・食物形態の選択についての判断を行う[2]ことである．

嚥下造影検査は口腔期・咽頭期・食道期のすべてについて，嚥下障害の病態を詳細に評価できる．特に，誤嚥の程度や，食道入口部開大の状況など，嚥下内視鏡では観察できない項目を評価できる[2]．

### 2．嚥下造影検査の主な観察項目[2]

#### 1）口腔期

① 造影剤の口腔内保持

② 造影剤の口腔から咽頭への送り込み

#### 2）咽頭期

① 軟口蓋運動，鼻腔内逆流の有無

② 喉頭蓋谷や梨状陥凹の造影剤残留

③ 誤嚥の有無と程度および造影剤の喀出の可否

④ 喉頭挙上のタイミングと挙上度

⑤ 喉頭閉鎖の状態

⑥ 食道入口部の開大

⑦ 舌根と咽頭後壁の接触の状態

#### 3）食道期

① 造影剤の通過状態および蠕動運動

② 造影剤の逆流の有無

③ 食道およびその周囲の器質的疾患の有無

### 3．誤嚥の分類

#### 1）喉頭挙上・下降時期の関係による分類[10]

喉頭挙上を指標にした分類である．この分類は治療方針，特に手術治療方針を決めるうえで有用である．

① 喉頭挙上期型誤嚥

喉頭が挙上する際に誤嚥が起こる．喉頭挙上が遅延する場合，喉頭閉鎖が不完全な場合に誤嚥が

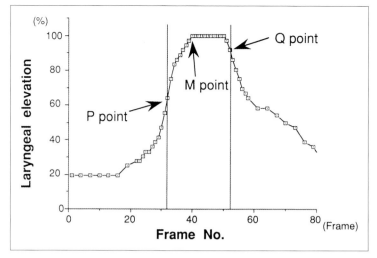

図 10.
喉頭挙上曲線と各測定点
喉頭挙上度は，安静時の喉頭位置を基準とし最大喉頭挙上時の喉頭位置を100%とした時の相対値
P point：造影剤の先端が最初に梨状陥凹に達した時点
M point：最大喉頭挙上に最初に到達した時点
Q point：造影剤の後端が食道入口部を通過した時点
（文献 12 より）

起こる[10].

　② 喉頭下降期型誤嚥

　喉頭が下降する際に，咽頭に残留した bolus が喉頭に流入し誤嚥が起こる．咽頭内圧が十分に上昇しない場合，食道入口部の抵抗が大きい場合に誤嚥が起こる[10].

　③ 混合型誤嚥

　喉頭挙上期にも下降期にも誤嚥が起こる[10].

　④ 嚥下運動不全型

　嚥下運動，特に咽頭期の運動が惹起されにくい場合に，無理に飲み込もうとすると誤嚥が起こる[10].

　**2）嚥下運動とのタイミングによる分類**[11]

　咽頭期の嚥下運動を指標にした分類である．

　① 嚥下前誤嚥

　② 嚥下中誤嚥

　③ 嚥下後誤嚥

　**4．誤嚥の評価**

　前述した誤嚥の分類は，視覚的で概念的にも理解しやすいが，実際の臨床では明確に区分できないことも少なくない．

　神経機序から嚥下障害を分類すると，① 咽頭期嚥下の惹起遅延型障害，② 咽頭期嚥下の停滞型障害，③ 咽頭期嚥下の惹起不全型障害に大別される[12]．誤嚥が発症する病態をこれらの分類から捉え対応すると良い．また，神経機序からみた嚥下機能検査を行うと良い．

## 嚥下造影検査の時間的解析法

　咽頭期の嚥下運動を肉眼的に詳細に観察することは難しく，嚥下造影検査を録画してスロー再生やコマ送り再生を行って初めて嚥下障害の詳細な病態把握が可能になる．コンピューターに画像データを取り込み，ビデオ編集ソフトを用いて観察・計測するとよい．嚥下障害・誤嚥を客観的に捉えることも大切である．

　解析法は進による時間的解析法[12]，Logemann による時間的解析法[11]などがある．

　**1．進による時間的解析法**（図 10）[12]

　**(1) 咽頭通過時間**（pharyngeal transit time；PTT）

　造影剤の先端が梨状陥凹底部に到達してから，造影剤の後端が食道入口部を通過するまでの時間（図 10 の P–Q 時間）であり，健常者では $0.550 \pm 0.126$ 秒である[12].

　**(2) 喉頭挙上遅延時間**（laryngeal elevation delay time；LEDT）

　造影剤の先端が梨状陥凹底部に到達してから，喉頭挙上が最大位に達するまでの時間（図10のP–M 時間）であり，健常者では $0.243 \pm 0.054$ 秒である[12].

　**(3) 下咽頭流入時喉頭挙上度**（%laryngeal elevation：%LE）

　造影剤の先端が梨状陥凹に到達した時点（図10のP）における喉頭挙上度（%）であり，健常者では $65.7 \pm 12.6$ %である[12].

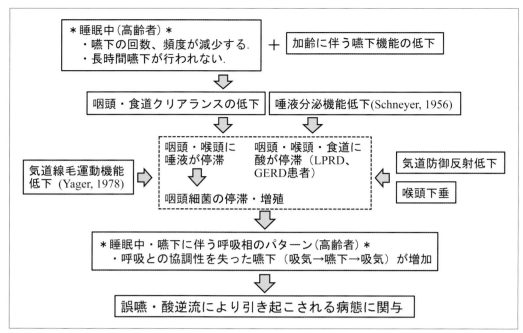

**図 11.** 高齢者の睡眠中の嚥下と呼吸動態

## (4) 評 価

　嚥下障害患者では,LEDT 値が延長し,%LE 値が減少する[12].また,PTT は延長する傾向がある[12].LEDT 値が 0.35 秒以上,%LE 値が 50% 以下を示す症例では,誤嚥をきたす可能性が高い[12].

### 嚥下機能検査で同定できない誤嚥

　日常臨床では,覚醒時の嚥下機能検査では誤嚥(食物誤嚥)を認めないにもかかわらず,嚥下性肺炎をきたす患者に遭遇する.嚥下性肺炎の主因は,睡眠中の唾液誤嚥(不顕性誤嚥,微量誤嚥)であるともいわれている[13)14].

　睡眠中は空嚥下の回数,頻度が減少していおり,咽頭・食道クリアランスが低下している[15].その結果,咽頭には唾液,逆流してきた胃酸が停滞しており,咽頭細菌叢の増殖・停滞が推察される.さらに,高齢者では睡眠中の嚥下に伴う呼吸相のパターンが崩れ,呼吸との協調性を失った嚥下(吸気→嚥下→吸気)が増加している[15].睡眠呼吸障害などの他疾患を合併した高齢者では,呼吸との協調性を失った嚥下がさらに増加している[16].

　高齢者の睡眠中の嚥下と呼吸動態が,嚥下性肺炎などの誤嚥や酸逆流により引き起こされる病態に関与していることが推察されている(図11)[15)~18].

## 文 献

1) 西山耕一郎,永井浩巳,臼井大祐ほか:耳鼻咽喉科外来における嚥下障害スクリーニング項目の検討.日耳鼻会報,**113**:542-548,2010.
2) 日本耳鼻咽喉科学会(編):嚥下障害診療ガイドライン 2018 年版.金原出版,2018.
　Summary 嚥下障害診療ガイドラインの最新版.
3) 佐藤公則:嚥下内視鏡検査のピットフォール:230-234,耳・鼻・のどのプライマリーケア.中山書店,2014.
　Summary 嚥下造影検査を行わない嚥下内視鏡検査のピットフォールを解説している.
4) 兵頭政光,西窪加緒里,弘瀬かほり:嚥下内視鏡検査におけるスコア評価基準(試案)の作製とその臨床的意義.日耳鼻会報,**113**:670-678,2010.
5) Langmore SE:Evaluation of oropharyngeal dysphagia:which diagnostic tool is superior? Curr Opin Otolaryngol Head Neck Surg,**11**:485-489,2003.
6) 佐藤公則:嚥下内視鏡検査のピットフォール.耳鼻臨床,**103**:459-463,2010.
7) Sato K, Chitose S, Sato K, et al:Dysphagia precipitated by cervical lordosis in the aged. Ear Nose Throat J:in press, 2020.
8) Sato K, Chitose S, Sato K, et al:Lordosis of cervical spine in the aged and swallowing functions. submitted.

9) 佐藤公則：嚥下造影検査．外来診療所でどう行うか：227-229，耳・鼻・のどのプライマリーケア．中山書店，2014.
Summary 診療所での嚥下造影検査を解説している．

10) 平野　実，進　武幹，吉田義一ほか：誤嚥の臨床分類とその意義―主として嚥下の動的障害について―．日気食会報，**31**：285-290，1980.

11) Logemann JA：Evaluation and treatment of swallowing disorders. 2nd edition. TX PRO-ED, 1998.

12) 進　武幹：嚥下の神経機序とその異常．耳鼻，**40**（補1）：239-422，1994.
Summary 嚥下の生理，病理，病態生理などの基礎的研究と嚥下障害治療の臨床的研究を解説している．

13) 寺本信嗣：嚥下障害と肺炎―リハビリテーション医学と内科学の missing link―．耳鼻，**53**（補2）：S79-S82，2007.

14) Teramoto S, Fukuchi Y, Sasaki H, et al：High incidence of aspiration pneumonia in community- and hospital-acquired pneumonia in hospitalized patients：a multicenter, prospective study in Japan. J Am Geriatric Soc, **56**：577-579, 2008.

15) Sato K, Chitose S, Sato K, et al：Deglutition and respiratory patterns during sleep in the aged. Acta Otolaryngol, **136**：1278-1284, 2016.
Summary 終夜睡眠ポリグラフ検査と嚥下の筋電図を同時記録し，高齢者の睡眠中の嚥下と呼吸動態を研究している．

16) Sato K, Chitose S, Sato K, et al：Sleep-related deglutition and respiratory phase patterns in the aged with obstructive sleep apnea under CPAP therapy. Acta Otolaryngol. in press, 2020.

17) Sato K：Does our swallow go to sleep? Changes in swallow function during sleep and implications for symptoms. Curr Opin Otolaryngol Head Neck Surg. in press, 2020.
Summary 終夜睡眠ポリグラフ検査と嚥下の筋電図を同時記録し，睡眠中の嚥下と呼吸動態を研究した総説．

18) 佐藤公則，千年俊一，佐藤公宣ほか：高齢者の睡眠中の嚥下・呼吸動態と嚥下性肺炎―終夜睡眠ポリグラフと嚥下筋電図の同時記録による研究―．喉頭，**33**：印刷中，2021.

最新増刊号!

# ENT🐓NI

Monthly Book
エントーニ
No. 244

## 2020年4月増刊号

# 耳鼻咽喉科の
# 問診のポイント
## ―どこまで診断に近づけるか―

編集企画　羽藤直人（愛媛大学教授）
MB ENTONI No. 244（2020年4月増刊号）
152頁，定価5,940円（本体5,400円＋税）

外来診療にて効率的に正確に診断できるような問診のポイント，また問診の大切さを
再認識すべき代表的な18疾患について経験豊富なスペシャリストにより問診術を伝授！

☆ CONTENTS ☆

I．知っておきたい問診のポイント

1．WEB問診の仕組みと使い方
2．便利な耳鼻咽喉科の問診票テンプレート
　　―OPQRSTとは―
3．小児・親への問診のポイント
4．外国人への英語問診のポイント

II．診断精度を上げる問診のポイント

1．急性中耳炎・滲出性中耳炎が疑われる場合の問診の
　　ポイント
2．慢性中耳炎・真珠腫性中耳炎が疑われる場合の問診
　　のポイント
3．突発性難聴・急性低音障害型感音難聴が疑われる場合
　　の問診のポイント
4．騒音性難聴・加齢性難聴が疑われる場合の問診の
　　ポイント

5．メニエール病が疑われる場合の問診のポイント
6．BPPV，PPPDが疑われる場合の問診のポイント
7．顔面神経麻痺が疑われる場合の問診のポイント
8．アレルギー性鼻炎が疑われる場合の問診のポイント
9．慢性副鼻腔炎が疑われる場合の問診のポイント
10．鼻出血に対する問診のポイント
11．嗅覚障害に対する問診のポイント
12．味覚障害に対する問診のポイント
13．扁桃周囲膿瘍・急性喉頭蓋炎が疑われる場合の問診の
　　ポイント
14．扁桃病巣感染症・慢性扁桃炎が疑われる場合の問診の
　　ポイント
15．睡眠時無呼吸症候群が疑われる場合の問診のポイント
16．発声障害に対する問診のポイント
17．嚥下障害に対する問診のポイント
18．頭頸部腫瘍に対する問診のポイント

全日本病院出版会
〒113-0033　東京都文京区本郷3-16-4
www.zenniti.com
Tel:03-5689-5989
Fax:03-5689-8030

MB ENT, 252：19-23, 2020

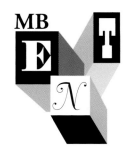

◆特集・高齢者の誤嚥をみたらどうするか

# 高齢者の誤嚥に対する 治療の考え方・進め方

唐帆健浩*

**Abstract** 嚥下機能検査にて誤嚥を認めた場合，患者が高齢であれば特段の配慮が必要となる場合がある．高齢であることを考慮に入れて適切に嚥下機能検査が行われたのか，加齢による嚥下機能低下の範囲を逸脱した嚥下障害があるのか，誤嚥後に喀出できるのか，全身の筋肉量減少や筋力低下はないのか，低栄養状態ではないかを評価することが望まれる．さらに，食形態の変更や栄養補助食品が必要か，あるいは代替栄養導入の要否まで判断する必要がある．近年取り上げられることが多い老人性嚥下機能低下や，高齢に伴う筋肉量の減少／筋力低下を意味するサルコペニア（sarcopenia），そしてフレイルについて解説するとともに，「高齢者の誤嚥をみた」場合の精査と対応策について述べる．

**Key words** 誤嚥（aspiration），嚥下障害（dysphagia），老人性嚥下機能低下（presbyphagia），サルコペニア（sarcopenia），フレイル（frailty）

## はじめに

嚥下機能検査にて誤嚥を認めた場合，検査画像を詳細に見直して嚥下機能のどこに問題があるのかを判断し，嚥下指導や治療計画を立てていくが，患者が高齢であれば特段の配慮が必要となる場合がある．高齢であることを考慮に入れて適切に嚥下機能検査が行われたのか，加齢による嚥下機能低下の範囲を逸脱した嚥下障害があるのか，誤嚥後に喀出できるのか，全身の筋肉量減少や筋力低下はないのか，低栄養状態ではないかを評価することが望まれる．さらに，食形態の変更や栄養補助食品が必要か，あるいは代替栄養導入の要否まで判断する必要がある．本稿では，「高齢者の誤嚥をみた」場合の精査と対応策について述べる．

## 高齢者の嚥下機能検査時の注意点

嚥下機能検査の対象となる高齢者が認知障害や難聴などを伴う場合には，正しく機能評価を行う

ことが容易でない場合がある．高齢者，特に後期以降の高齢者においては，以下の点に配慮が必要であると考える[1]．

### 1．認知障害の有無

認知障害がある場合には，実際の嚥下機能よりも過小評価してしまう可能性がある．捕食動作や咀嚼が拙く，口腔期が安定せず，早期咽頭流入と喉頭挙上期型誤嚥をみることがある．検査の際に適切な介助と指示を与えると，誤嚥なく嚥下が可能であることも少なくない．

### 2．難聴の有無

高度の難聴がある場合，嚥下の指示が入らず，随意嚥下機能を正しく評価できないことがある．嚥下機能検査時には，検査介助者が近くで指示を与える必要がある．

### 3．適切な義歯の装着

総義歯の患者に，義歯非装着の状態で検査を行うと，咀嚼および口腔内保持が困難となる．舌と硬口蓋の接触も不十分で，口腔内移送も困難とな

* Karaho Takehiro, 〒182-0012 東京都調布市深大寺東町 2-23-5 深大寺メディカルビル 302 じんだい耳鼻咽喉科，院長／〒181-8611 東京都三鷹市新川 6-20-2 杏林大学医学部付属病院摂食嚥下センター

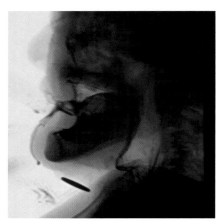

図 1. 総義歯を装着していない患者の嚥下造影画像

表 1. 加齢に伴う嚥下機能の変化

| 準備期 | 歯の減少，唾液分泌低下，咀嚼能力の低下 |
|---|---|
| 口腔期 | 舌の運動性の低下，等張性最大舌圧の低下 |
| | （嚥下時最大舌圧の低下？） |
| | 嚥下時の最大舌圧に達するまでの時間の延長 |
| 咽頭期 | 喉頭の下垂，舌骨・喉頭の前上方運動の減少 |
| | 嚥下反射の惹起遅延，口腔咽頭移送時間の延長 |
| | 食道入口部開大の低下，食道入口部弛緩時間の短縮 |
| | 喉頭閉鎖時間の延長，食道入口部静止圧の低下 |
| 食道期 | 食道蠕動の低下 |
| | 下部食道括約機能の低下 |

る．図 1 には，無歯顎であるにもかかわらず総義歯が適合せず，開口すると義歯が脱落するため，総義歯未装着で嚥下造影検査を実施した超高齢者の画像を示す．口腔外への漏出と誤嚥を認める[1]．

## Presbyphagia（老人性嚥下機能低下）

加齢に伴い嚥下動態に様々な変化がみられる．健常高齢者における嚥下機能の変化は presbyphagia と呼ばれ，嚥下障害（dysphagia）と区別される．健常高齢者における嚥下機能の変化（presbyphagia）は嚥下準備期から食道期まで多岐に及ぶ（表 1）[2]．

### 1．準備期

高齢者では歯の減少，唾液分泌の低下と，咀嚼能力の低下などがみられる．義歯が不適合であれば，さらに咀嚼が困難となり，食塊形成能も低下する[3]．認知機能に問題がある場合には，一口量が許容範囲を越えて誤嚥や窒息のリスクが高まる．

### 2．口腔期

口腔内の食塊を咽頭へ駆出する舌の運動性は，加齢とともに低下する．舌圧生成に関する加齢変化には，presbyphagia が大きく関与していると考えられている．嚥下障害のない成人を対象にした Robbins らの研究では，高齢群では等張性最大舌圧と嚥下時最大舌圧いずれも有意に低値であり，嚥下時最大舌圧は比較的に若年から低下し，その傾向は等張性最大舌圧と比べて緩やかであると報告されている．また，等張性最大舌圧と嚥下時最大舌圧の差を，嚥下時舌圧予備能と定義し，この

予備能は加齢によって減少すると報告している[4]．

高齢者では，口腔保持能も低下し，早期咽頭流入が高頻度に観察されるようになる[5]．これは，喉頭流入や喉頭挙上期型誤嚥のリスクになる．

### 3．咽頭期

加齢に伴い，喉頭は下垂することが知られている．嚥下時の喉頭移動に関して加齢と一回嚥下量の影響について検討した報告では，喉頭の挙上運動と前進運動のいずれも一回量が増えると距離が増加し，これは高齢群で顕著であり，舌骨の挙上速度と前進速度も，高齢者においてのみ，嚥下量増加に伴って速度が増大し，舌骨喉頭の移動距離，所要時間，移動速度は，加齢に関連した嚥下能力の指標になると述べられている[6]．健常人を対象とした，嚥下機能の生理的加齢変化に関する兵頭らの研究では，軟口蓋・中咽頭・食道入口部の嚥下圧値については若年群と有意な差はないものの，下咽頭の嚥下圧値は高齢者で高く，また食道入口部の陰性化障害がみられ，高齢者では食道入口部の開大が不十分で食塊通過時の抵抗が残存していると報告されている[7]．その原因として喉頭下垂に伴う嚥下時の喉頭の前方運動低下，輪状咽頭筋筋線維間結合組織の線維化による弾力性の低下が挙げられており，高齢者の嚥下圧値が若年者よりも上昇しているのは，食道入口部の通過障害に対する代償作用の結果と考えられる[7]．

### 4．食道期

食道蠕動運動は低下し，食道クリアランスも低下する．また，食道内逆流のリスクが高まる[3]．

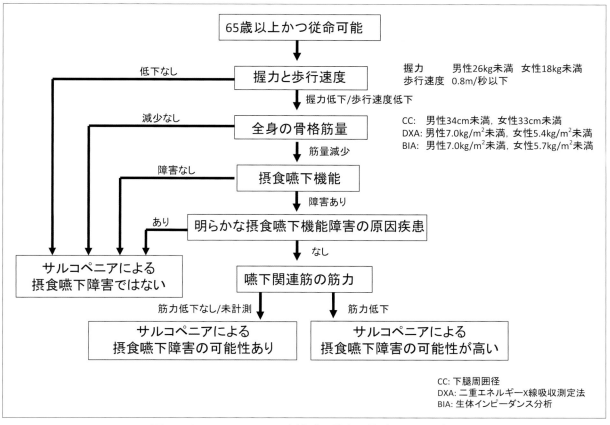

**図 2.** サルコペニアによる摂食嚥下障害の診断アルゴリズム
（文献 8，9 より改変）

加齢に伴い下部食道括約機能が低下して胃食道逆流を伴う場合，胃内容物の咽頭へ逆流を招くこともある．

　これらの老人性嚥下機能低下には，以下に述べるサルコペニアによる要素も加わっていると思われる．

### サルコペニア，フレイルと摂食嚥下障害

　ここ数年サルコペニアやフレイルと嚥下障害に関する話題が学会で取り上げられることが増えてきた．ギリシャ語の筋肉を意味する sarx と喪失を意味する penia を組み合わせた造語であるサルコペニアは，1989 年に Rosenberg が提案した概念であり，高齢に伴う筋力の低下を引き起こす骨格筋量の減少を学術的に捉えるための用語であった[8]．その後，全身と嚥下関連筋のサルコペニアによって摂食嚥下障害が生じることが示され，サルコペニアの摂食嚥下障害が認知されてきた[9]．リハビリテーションの領域では以前から廃用とい

う概念はあったが，廃用は安静臥床や運動不足によって生じる不動の生理的反応として筋骨格系，循環器系，呼吸器系などに様々な症候・異常が起こる病態でありほぼ可逆的であるのに対し，サルコペニアは老化に伴う生理現象（内的要因）と運動不足，栄養摂取不足などの外的要因の両者が誘因となって生じる筋萎縮を意味するもので，両者は異なる[9]．

　サルコペニアの診断基準を図 2 に示す[8][9]．握力か歩行速度，そして骨格筋量の測定が必要であるが，骨格筋量の計測がない場合には下腿周囲長と椅子からの 5 回立ち上がりテストで代用する診断基準もある[8]．いずれにせよ全身のサルコペニアを認める場合にのみ，サルコペニアによる摂食嚥下障害とされる[9]．

　サルコペニアの嚥下障害に対しては，嚥下筋の抵抗運動訓練といった嚥下リハビリテーションと栄養介入の両方が必要である．

　一方フレイルは，「加齢に伴う予備能力低下の

ため，ストレスに対する回復力が低下した状態」を示す frailty の日本語訳として日本老年医学会が提唱した用語であり，「高齢期に生理的予備能が低下することでストレスに対する脆弱性が亢進し，生活機能障害，要介護状態，死亡などの転帰に陥りやすい状態」と定義している[8]．日本歯科医師会は口腔機能のフレイルを意味したオーラルフレイルという概念を啓発している．オーラルフレイルは，「老化に伴う様々な口腔の状態の変化に，口腔健康への関心の低下や心身の予備能力低下も重なり，口腔の脆弱性が増加し，食べる機能障害へ陥り，さらにはフレイルに影響を与え，心身の機能低下にまで繋がる一連の現象および過程」と定義されている．日本老年医学会と国立研究開発法人国立長寿医療研究センターが発行したフレイル診療ガイド 2018 年版ではオーラルフレイルは身体的フレイルと関連があり，身体的フレイルおよびサルコペニアのリスク因子であると結論づけられている（フレイル診療ガイド 2018 年版）．そこでオーラルフレイルに対して，口腔機能の維持向上を目指した多職種での協働が進められている[10]．

## 高齢者の多剤併用と薬剤性嚥下機能低下

　高齢者は様々な基礎疾患のために，複数の内服薬を処方されていることが少なくない．多剤併用中の高齢者に誤嚥を認めた場合，薬物の有害事象としての嚥下機能の低下にも配慮する必要がある．高齢者においては，薬物動態の加齢変化に基づく薬剤感受性の増大と服用薬剤数の増加が，薬剤による有害事象増加の二大要因であり，特に 6 種類以上で薬物有害事象のリスクが増大するとされている[11]．日本老年医学会から「高齢者の安全な薬物療法ガイドライン 2015」が発刊され，75 歳以上の高齢者に対して慎重な投与を要する薬物リストが示されている[11]．高齢者の認知機能低下を引き起こす可能性があり，特に注意が必要な薬剤として抗精神病薬全般，ベンゾジアゼピン系睡眠薬・抗不安薬，三環系抗うつ薬，パーキンソン病

治療薬（抗コリン薬），$H_1$ 受容体拮抗薬（第一世代），$H_2$ 受容体拮抗薬が挙げられている．一方，認知症高齢者の肺炎は誤嚥性が圧倒的に多く，肺炎のリスクのある認知症患者では嚥下機能を低下させる可能性のある定型抗精神病薬の投与は可能な限り控えることが推奨されている．また，パーキンソン病治療薬のトリヘキシフェニジルやビペリデンおよび鎮痙薬のブスコパンやコリオパンなどの抗コリン作用を有する薬物は，口腔乾燥，便秘，過鎮静から誤嚥性肺炎の頻度を高めるため，可能な限り使用を控えることが推奨されている．

　このような薬剤が処方されている場合には，休薬の適否を処方医と相談することが望ましい．

## 高齢者の栄養管理

　加齢に伴う心身機能変化や，疾患による食欲低下，口腔内異常，消化吸収障害，代謝異常，認知機能低下などにより，高齢者では摂取栄養量の不足や偏りが生じる可能性が高くなる．また，多剤併用や，生活環境の影響（交通手段の問題による食アクセス不良）も負の要因となる．疾患の治療や治療薬の見直しに加え，食形態の工夫，補助食品の利用などで，エネルギーやタンパク質の必要量摂取や微量栄養素の充足を勧めるため，栄養指導を行う配慮も必要である[12]．

　食形態の変更や栄養補助食品では必要量の経口摂取が困難と判断した場合は，代替栄養導入の要否までも検討する必要があり，嚥下指導や栄養指導の際には，家族を同席させることも配慮する．

## まとめ

　「高齢者の誤嚥をみた」場合の考え方と対応について述べた．嚥下機能を適切に評価し，老人性嚥下機能低下なのか嚥下障害なのかを判断し，さらに筋肉量減少や筋力低下の有無や栄養状態，薬剤性嚥下障害の可能性なども考慮に入れて評価を行う必要がある．超高齢社会において，加齢に伴う嚥下機能の低下や高齢の嚥下障害患者を診察する機会は，今後ますます増えていくと思われる．加

齢に伴う機能低下なのか，治療介入を要する嚥下障害なのかを判断して，適切に助言や指導を行っていく必要がある．老化に抵抗する試みには自ずと限界もあるが，「口から食べること」の喜びを最後まで味わってもらいたいという期待をもって診療にあたりたい．

## 文 献

1）唐帆健浩：嚥下障害の完全マスター：高齢者の嚥下障害．耳喉頭頸，**88**：330-336, 2016.

2）唐帆健浩，佐藤哲也，中島純子：老人性疾患の予防と対策「誤嚥と嚥下性肺炎」．JOHNS, **28**（9）：1376-1380, 2012.

3）Groher ME：Swallow and normal aging. Groher ME, Crary MA（eds）：32-34, Dysphagia：clinical management in adult and children. Mosby Elsevier, 2010.

4）Robbins J, Humpal NS, Banaszynski K, et al：Age-related differences in pressures generated during isometric presses and swallows by healthy adults. Dysphagia, **31**：90-96, 2016.

5）大前由紀雄：超高齢者の嚥下機能　加齢に伴う嚥下機能の変化．日気食会報，**54**：1-7, 2003.

6）Barikroo A, Gamaby G, Crary M：Effects of age and bolus volume on velocity of hyolaryngeal excursion in healthy adults. Dysphagia, **30**：558-564, 2015.

7）兵頭政光：高齢者の嚥下機能．日気食会報，**28**：373-378, 2014.

8）大沢愛子，荒井秀典：サルコペニア・フレイルと嚥下障害：高齢者全般のサルコペニアとフレイルの考え方．嚥下医学，**9**：12-18, 2020.

9）Fujishima I, Fujiu-Kurachi M, Arai H, et al：Sarcopenia and dysphagia：position paper by four professional organizations. Geriatr Gerontol Int, **19**：91-97, 2019.
Summary 日本嚥下医学会など国内の3学会による「サルコペニアと嚥下障害」に関するポジションペーパーであり，嚥下筋の特殊性に触れ，全身のサルコペニアと嚥下障害の関連性について纏められている．

10）泉 綾子，飯島勝矢：新概念「オーラルフレイル」：口腔機能の早期予防および摂食・嚥下障害の対応．嚥下医学，**9**：25-30, 2020.

11）日本老年医学会（編）：高齢者の安全な薬物療法ガイドライン2015：22-27，メジカルビュー，2015.

12）木下かほり，荒井秀典：サルコペニア予防のための食事療法．Geriatric Medicine, **58**：45-49, 2020.

MB ENT, 252：24-30, 2020

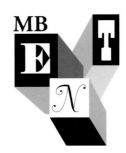

◆特集・高齢者の誤嚥をみたらどうするか
# 食事介助の工夫とコツ

米村礼子*

**Abstract** 介護が必要な高齢者において，食事時間は楽しんでほしいものである．しかしながら，不適切な食事介助により本来の摂食嚥下機能を発揮できず，誤嚥を経験すると食べることが苦痛になる恐れもある．高齢者が美味しく安全に食べ続けるためには，機能改善へのアプローチとともに，食事形態や姿勢の調整，適切な介助，食事環境の工夫などに留意することが重要となる．

**Key words** 摂食嚥下障害(dysphagia)，食事環境(surrounding of eating)，食事姿勢(eating posture)，食事介助(meal assistance)，誤嚥性肺炎予防(prevention of pneumonia)，高齢者のQOL(quality of life for the elderly)

## はじめに

　高齢者は，加齢や廃用による運動機能低下や複数の疾患を抱えている．さらに，服用している内服薬の副作用により嚥下機能に悪影響が及び「口から食べることが困難」となるケースも多くある．このような高齢者の特徴を踏まえ，摂食嚥下障害がある高齢患者にとって食事が「楽しい」時間になるとともに「安全に食べる」ことを意識した食事支援を実践することが大切である．介助者の食事介助方法が不適切であると「誤嚥」を引き起こし楽しいはずの食事が苦痛になることもある．また，患者の嚥下機能に適していない食事形態では，食べにくいことがストレスになるため，美味しさも半減してしまう[1]．

　誤嚥の原因は多面的であり，口腔・咽喉頭・食道などの器質的障害，脳血管障害や筋神経疾患などの機能的障害，認知機能障害，加齢による影響，サルコペニア，廃用症候群，呼吸障害など多岐にわたる．しかし，このような摂食嚥下機能の低下だけが誤嚥の原因とは言えない．上述の如く，食事の際の姿勢不良，不適切な食事形態と食事介助，不十分な口腔ケアなど介助側の食事支援の方法が原因となることも多くある．本稿では「安全でおいしく食べることができる」食事支援について具体的に解説する．

## 食事介助の留意点と工夫
## ―誤嚥予防をはかる食事ケア―

　食事は高齢者にとって一品一品が美味しいと感じ，楽しい時間となるように心がけることが大切である．下田らの調査によると看護師による嚥下障害のある患者の食事時の見守りは，「視診」「問診」「聴診」およびコミュニケーション技術を用いて安全性を確保しながら行われている[2]．しかし一方では，介助者の不適切な介助方法が「誤嚥」を引き起こすケースがあり，介助者の知識・技術は重要なポイントとなる．

### 1．食事開始前のケア

　静かな環境を作ることで食べることに集中し，嚥下の意識化を図ることが容易となる．食事前には，排泄をすませ，手洗いや口腔内を清潔にする

---

\* Yonemura Reiko, 〒755-0151 山口県宇部市大字西岐波229-3　医療法人和同会　宇部リハビリテーション病院

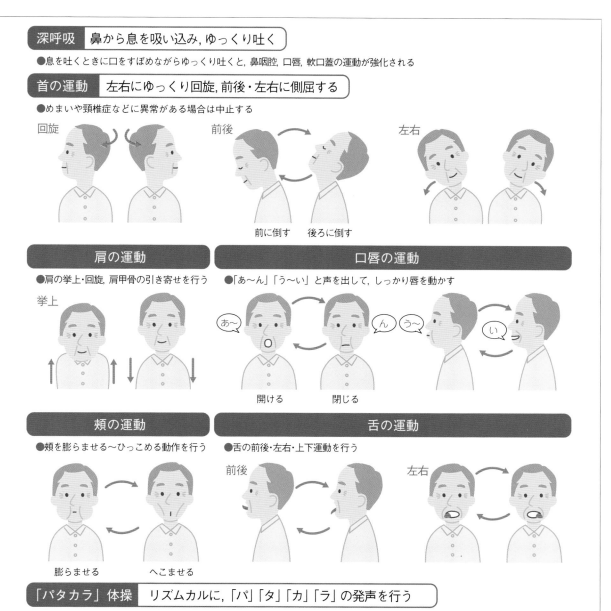

深呼吸 　鼻から息を吸い込み，ゆっくり吐く

●息を吐くときに口をすぼめながらゆっくり吐くと，鼻咽腔，口唇，軟口蓋の運動が強化される

首の運動 　左右にゆっくり回旋，前後・左右に側屈する

●めまいや頸椎症などに異常がある場合は中止する

回旋　　　　　　　　　　　前後　　　　　　　　　　　左右

前に倒す　　後ろに倒す

肩の運動　　　　　　　　　　　　口唇の運動

●肩の挙上・回旋，肩甲骨の引き寄せを行う　　　●「あ〜ん」「う〜い」と声を出して，しっかり唇を動かす

挙上　　　　　　　　　　　あ〜　　　　　　　ん　う〜　　　　　　い

開ける　　　閉じる

頬の運動　　　　　　　　　　　　舌の運動

●頬を膨らませる〜ひっこめる動作を行う　　　●舌の前後・左右・上下運動を行う

前後　　　　　　　　　　　　　　　左右

膨らませる　　へこませる

「パタカラ」体操 　リズムカルに，「パ」「タ」「カ」「ラ」の発声を行う

**図 1. 嚥下体操**
（文献 1，p. 25，図 1 より引用）

ことが望ましい．また，嚥下体操を食前に行うと，全身や頸部の嚥下関連筋のリラクゼーションおよび食べることへの意識向上を促す効果が得られる（図 1）．

　配膳の際に，献立を説明することで食欲が刺激される．季節感を感じさせるような献立を考えると，過去の記憶やイメージが想起され「これから食べるぞ！」という意欲がわき，食べる楽しみが格別なものとなると考えられる（図 2）．

　なお，他に事前に確認しておくべき重要なこと

は，窒息・誤嚥リスク管理である．嚥下障害患者にとって，窒息・誤嚥リスクは常に付きまとうもので，有事に迅速に対応できるよう吸引器やパルスオキシメーターの準備を整えておくことも必要である．また，職員への教育指導として「窒息時の対応」や「誤嚥予防対応策」などの知識と技術を日頃から研いておくことも重要である．

　**2．食事時のケア**

　**1）正しい姿勢調整**

　食事時の姿勢不良は高齢者の良好な嚥下機能も

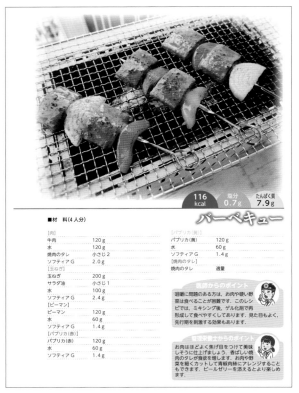

116 kcal　塩分 0.7 g　たんぱく質 7.9 g

バーベキュー

■材 料(4人分)

| [肉] | | [パプリカ(黄)] | |
|---|---|---|---|
| 牛肉 | 120 g | パプリカ(黄) | 120 g |
| 水 | 120 g | 水 | 60 g |
| 焼肉のタレ | 小さじ2 | ソフティアG | 1.4 g |
| ソフティアG | 2.0 g | [焼肉のタレ] | |
| [玉ねぎ] | | 焼肉のタレ | 適量 |
| 玉ねぎ | 200 g | | |
| サラダ油 | 小さじ1 | | |
| 水 | 100 g | | |
| ソフティアG | 2.4 g | | |
| [ピーマン] | | | |
| ピーマン | 120 g | | |
| 水 | 60 g | | |
| ソフティアG | 1.4 g | | |
| [パプリカ(赤)] | | | |
| パプリカ(赤) | 120 g | | |
| 水 | 60 g | | |
| ソフティアG | 1.4 g | | |

医師からのポイント

咀嚼に問題のある方は、お肉や硬い野菜は食べることが困難です。このレシピでは、ミキシング後、ゲル化剤で再形成して食べやすくしてあります。見た目もよく、先行期を刺激する効果もあります。

管理栄養士からのポイント

お肉はほどよく焦げ目をつけて美味しそうに仕上げましょう。香ばしい焼肉のタレが食欲を増します。お肉や野菜を細くカットして再根汁鍋にアレンジすることもできます。ビールゼリーを添えるとより楽しめます。

図 2. 季節の嚥下食の1例：夏　バーベキュー
（文献1，p.74より引用）

阻害してしまう．その結果，誤嚥を招くだけでなく自力摂取動作の阻害や苦痛を生じることもある．患者の安全・自立性を高めるための姿勢調整の目的は，① 誤嚥せずに食べることができる，② 食事中に楽な姿勢で座ることができる，③ 食事に集中できる，④ 安定した姿勢で手を使って摂食動作をとることができることとされている[3]．まず，テーブルの高さの調整や上肢を安定させること，足が浮かないようにするための足底板設置などは通常でも気を付けておくべきチェック項目である．次に，誤嚥予防のためにもっとも重要な姿勢調整の1つである頸部の姿勢調整について述べる．あごを引き頸部を前屈（オトガイから胸骨までが4横指程度）に調整することで安全な経口摂取につながる．高齢者では円背や頸部伸展がみられる場合もあり，その場合は背部から頸部にかけて隙間をクッションや枕で埋めるように工夫して前屈位に調整する．ベッドの体幹角度については，一般的に30°リクライニング位が望ましい．

体を倒すことのメリットは，気道が上，食道が下の位置関係になること，および食塊が重力を利用してゆっくり送り込まれ，誤嚥防止となることである．デメリットとしては，視線が天井に向き，食事内容が見えず覚醒不良となる．ベッド角度を起こすことのメリット・デメリットを理解してかかわることが安全に食べさせることにつながる[4]（図3，4）．

### 2）食事介助方法

#### （1）介助者の位置

介助者は患者の横に座り，同じ目線で介助する．立ったまま食事介助を行うと患者の目線は上向きとなり，頸部伸展位になるため誤嚥リスクが高まる．介助は，患者の視線を遮らないために，右側からは右手，左側からは左手で介助する．

#### （2）五感を活用させる配慮

食べ物を患者の見える位置に置き「匂いをかぐ」「すくうところを見せる」「口唇・舌の刺激」「味わう」などの五感を利用して食物認知を高めることは安全に食べることにつながる．

#### （3）スプーンの選択と操作方法（図5，6）

食事介助に適したスプーンはティースプーンのような「小さく」「平たく」「浅め」で「柄の長い」ものが食べやすいとされる．カレースプーンのような大きさでは，捕食の際にすすってしまい，吸気と嚥下のタイミングを損ない，ムセを起こしやすい．

スプーン操作は，患者に食べ物をすくうところから見せる．食べ物の位置を目線から30 cm，斜め下45°にすると視覚的に食物認知が高まり，自然に頸部前屈位が誘導される[5]

口へ入れるときは，スプーンが舌と平行になるようにする．舌運動不良なケースでは舌背中央部に食物を置くことで飲み込みやすくし，口腔内残留の軽減を図る．スプーン挿入後は，口唇を閉じるように促し，上口唇を滑らすようにスプーンを抜く．このとき，上口唇でスプーンボウル部分の食物を捕食できるように，やや上に向けて引き出す．その際，あごが上がらないように注意する．

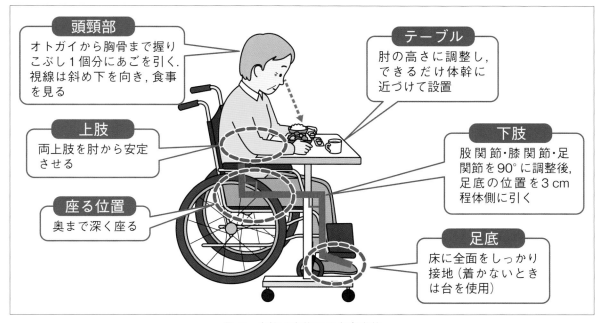

図 3. 車椅子座位での食事姿勢
（文献 1，p.27，図 3 引用）

頭頸部
オトガイから胸骨まで握り
こぶし 1 個分にあごを引く．
視線は斜め下を向き，食事
を見る

テーブル
肘の高さに調整し，
できるだけ体幹に
近づけて設置

上肢
両上肢を肘から安定
させる

下肢
股関節・膝関節・足
関節を 90°に調整後，
足底の位置を 3 cm
程体側に引く

座る位置
奥まで深く座る

足底
床に全面をしっかり
接地（着かないとき
は台を使用）

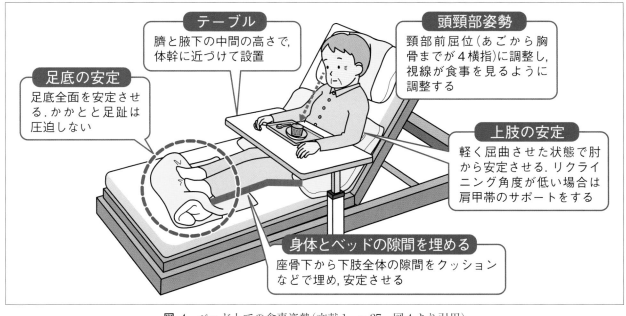

図 4. ベッド上での食事姿勢（文献 1，p.27，図 4 より引用）

テーブル
臍と腋下の中間の高さで，
体幹に近づけて設置

頭頸部姿勢
頸部前屈位（あごから胸
骨までが 4 横指）に調整し，
視線が食事を見るように
調整する

足底の安定
足底全面を安定させ
る．かかとと足趾は
圧迫しない

上肢の安定
軽く屈曲させた状態で肘
から安定させる．リクライ
ニング角度が低い場合は
肩甲帯のサポートをする

身体とベッドの隙間を埋める
座骨下から下肢全体の隙間をクッション
などで埋め，安定させる

## （4）一口量と介助ペース

一口量が多いと 1 回で補食ができず，口唇から
こぼれ落ちる原因となる．また，咽頭残留物が喉
頭に侵入し誤嚥を引き起こすため，少量から徐々
に増やすなどの対応を行う．常に決まったスプー
ンを使用することで一口量の調整が可能となる．
少なすぎる 1 回量では，送り込み運動や嚥下反射

惹起が遅延する．ゼリー食の場合，患者の送り込
み能力に応じた形状を意図することがポイントで
ある．丸呑み嚥下の場合，ゼリーをクラッシュす
ると補食困難とともに口腔内・咽頭でゼリーがば
らつくため喉頭侵入を助長し誤嚥リスクを高め
る．食塊形成力の不足を補うためには，3 mm 程
度のスライス状にすると送り込みが補助され，咽

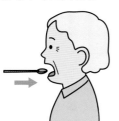
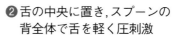
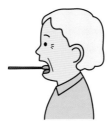
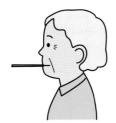
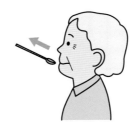

❶スプーンは口の正面から
まっすぐに入れる

❷舌の中央に置き,スプーンの
背全体で舌を軽く圧刺激

❸しっかり口を閉じてもらう

❹上口唇をすべらせるように
斜め上方へ,ゆっくり引き抜く

図 5.
食事介助時のスプーンの操作方法
(文献 1, p.28, 図 6 より引用)

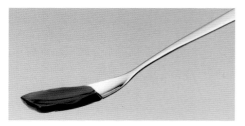

図 6. 適切なスプーンと一口量
(文献 1, p.28, 図 5 より引用)

頭通過しやすい. また, 介助ペースが早くなるこ
となく患者のペースに合わせて, きちんと嚥下反
射(喉頭挙上)の確認後, 次の一口を入れるように
心がけることが大切である. 一方で, 介助ペース
が遅すぎてもスムーズな嚥下運動を阻害してしま
い, 食事時間の延長, 疲労が生じやすいとされる.
常に介助者側のペースでなく, 患者のペースでか
かわることが重要である.

### (5) 食べている途中の会話

食べ物が口に入っている時は, 話しかけないこ
とが望ましい. 患者が返答しようとして食べ物が
こぼれたり送り込み阻害が生じるためである. ま
た, 会話によって呼吸のバランスがくずれ,「ム
セ」を引き起こす誘因となる[3]. 特に, 高次脳機
能障害や認知症のケースでは泣き笑いによりムセ
や誤嚥の誘因となるため注意が必要である.

### 3) 食事介助で困ったときの対応
### (1) ムセた場合

「ムセ」は喉頭や気管に侵入した飲食物や唾液,
異物などに反応し, 神経伝達物質であるサブスタ
ンスPが舌咽・迷走神経を介して咳中枢に情報を
伝えて誘発される生体の防御反応である[3]. した
がって,「ムセが起こるから経口摂取は禁止」では
なく, 防御反応が正常に機能している患者の強み
と捉えて,「どのようなタイミングでムセるの
か?」「どのような食材でムセたのか?」などをア
セスメントし, 以後の介助に反映させることが必
要である.

ムセたときの対応としては, ① しっかり咳をし
てもらう, ② 咳が落ち着き呼吸が安定するまで待
つ, ③ 深呼吸でゆっくり呼吸を整える. 呼吸が落
ち着いても動脈血酸素飽和度が通常の3%以上低
下している場合は, 誤嚥を疑う, ④ 呼吸状態の悪
化や喀出困難な場合は, 愛護的な気道吸引や呼吸
介助を行い確実に喀出させるなどがある.

### (2) ガラガラ声になる

食べるうちにガラガラ声(湿性嗄声)に変化した
場合には, 咽頭残留を予測する. そのまま食べ続
けると残留物が増え, 喉頭侵入し吸気とともに誤
嚥が起きる. 咽頭残留物を除去する方法として

は，トロミ水やゼラチンゼリーなどを交互に食べる「交互嚥下法」や嚥下後に追加嚥下する「複数回嚥下法」および意識的に「咳払い」を促すなどの代償療法がある．

### （3）食べるペースが早い場合

食事を目の前にすると，ムセながらでも食べ続けるケースがある．このような場合は，窒息・誤嚥リスクが高まるため注意が必要である．対応策としては，① 小さめのスプーンへ変更する，② ゆっくり食べるように声をかける，③ 手を添えながら介助する，④ 見守りを強化するなどのかかわりを行う．声かけや介助者の手を添えることなどの行為がかえってストレスとなり食べる意欲の減退につながるケースでは，あえて食形態を下げることや小分けして順次少しずつ提供する，または，適度な休憩をとることなどで窒息・誤嚥リスク回避をはかる．

### （4）食事に時間がかかる場合

食事に時間がかかる理由については，① 食欲がない，② 摂食嚥下機能が低下している，③ 食事動作に問題がある，④ 食事に集中できない，⑤ 食事形態が適切でないなどが考えられる．摂食嚥下機能と食事内容を評価し現状の食事が患者に適しているかを検討する必要がある．食事介助時間は患者の疲労を考慮して一般的には 30〜40 分といわれているが，例外も多いのが現実である．重度の認知症などではゆっくり食べることでペースができあがっているため，時間がかかることを許容することもある[6]．

## 3．食後のケア

### （1）内服の確認

食後は内服薬があれば内服介助，確認を行う．薬の形状によっては飲み込み困難さがあるため，必要に応じて服薬ゼリーなどの使用を勧める．嚥下障害患者では，錠剤などが咽頭残留したままのケースもあるため，咽頭の清浄化をはかりながら服薬を行う．

### （2）声質の確認

食後は声質を確認し嗄声がみられる場合は，咳払いをさせたり，ゼリー，トロミ水，お茶などで咽頭クリアランスをはかる．

### （3）食事摂取量の確認

食べ残しがある場合は，「残す理由」を考えることが大事である．「食事が嗜好にあわない」「食事形態が適していない」「うつ状態にある」など様々なケースがある．これらの理由を把握したうえで対応する．

### （4）口腔ケアの実施

口腔内の汚染は，歯周病，口内炎，誤嚥性肺炎のリスクにも関連するため，食後は患者の口腔内に食物残渣が残っていないか確認し口腔ケアを丁寧に実施する．

### （5）食後の体位

胃食道逆流や嘔吐による誤嚥を予防するために，食直後はベッドでフラットな状態にしない．30 分〜1 時間程度は座位もしくは 45°以上のリクライニング位姿勢を保てるように留意する[3]．

## おわりに

摂食嚥下機能が低下した要介護高齢者にとって，自分の口で好きな物を食べることは，その人に残された機能を最後まで活かすことであり，何より生きることの喜びを感じられる瞬間でもある．食事支援を行う介助者には知識と技術の研鑽を積み「口から食べられる喜び」を支えられる摂食嚥下ケアを提供していくことが求められており我々の責務でもある．

### 文　献
1) 米村礼子：四季を楽しむビジュアル嚥下食レシピ．原　浩貴（編）：24．全日本病院出版会，2019．
2) 下田智子，八幡磨並，山本留美加：嚥下障害のある患者に対する食事時の見守り　第 2 報　見守りを構成する看護技術の分析．看科研会誌，14：17-26，2013．
　　Summary　看護師が嚥下障害のある患者に食事時の見守りを調査した結果，視診，問診，聴診，コミュニケーション技術を同時に用いてケアを行っていることが明らかになった．

3）小山珠美（編）：口から食べる幸せをサポートする包括的スキル—KT バランスチャートの活用と支援—第 2 版：54, 103, 116, 103. 医学書院, 2017.

4）米村礼子：日常生活の一環として行う「摂食嚥下ケア」の具体的な方法. エキスパートナース, 30(7)：48, 2014.

5）竹市美加：効果的な食事場面のケア. エキスパートナース, 33(12)：27, 2017.

6）野原幹司（編）, 山脇正永, 小谷泰子ほか（著）：認知症患者の摂食嚥下リハビリテーション：142. 南山堂, 2012.

MB ENT, 252：31-39, 2020

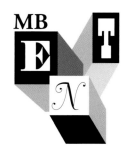

◆特集・高齢者の誤嚥をみたらどうするか
# 嚥下食の考え方と工夫

上羽瑠美*

**Abstract** 摂食嚥下障害のある人が摂食する食事は，嚥下機能に応じて適切な食形態であることが理想的である．適切な嚥下食の選定のためには，口腔期と咽頭期の嚥下機能の総合的な評価が必要で，実際の摂食に際しては，適切な摂食方法の指導が重要である．日本では嚥下食に関して，2002年頃から各機関から様々な分類が提唱されてきた．2013年に日本摂食嚥下リハビリテーション学会が「日本摂食・嚥下リハビリテーション学会嚥下調整食分類2013（以下，学会分類2013）」を提唱した．本邦の嚥下食分類のうち，液体（飲料）と食事について段階的な区分を規定しているのは学会分類2013だけである．本稿では，様々な嚥下食分類について解説する．

**Key words** 嚥下食(dysphagia diet)，嚥下食分類(dysphagia diet classification)，嚥下調整食学会分類2013(Japanese Dysphagia Diet 2013)，液体のとろみ(thickened liquid)，食品物性(food texture)

## 嚥下食とは

摂食嚥下障害のある人が摂食する食事は，嚥下機能に応じて適切な食形態であることが理想的である．飲み込みや咀嚼といった嚥下機能の低下がみられる場合に，嚥下機能のレベルに合わせて，飲み込みやすいように粘性や形態，食塊のまとまりやすさなどを調整した食事のことを「嚥下食」や「嚥下調整食」と言い，嚥下訓練に使用される嚥下訓練食品も含まれる．本稿ではこれらをまとめて「嚥下食」と記載する．

日本では嚥下食に関して，2002年頃から各機関から様々な分類が提唱されてきた．2002年に日本介護食品協議会が「ユニバーサルデザインフード(UDF)」[1]を，2004年に金谷節子氏が「嚥下食ピラミッド」[2]を，2009年に厚生労働省が「えん下困難者用食品許可基準」[3]を，2013年に日本摂食嚥下リハビリテーション学会が「日本摂食・嚥下リハビリテーション学会嚥下調整食分類2013（以下，学会分類2013)」[4]を，2014年に農林水産省が「スマイルケア食」[5]という分類を発表した．このように多数の分類が混在しており，国内で統一した基準が作成されるべきと考える．実は国際的には，嚥下食の区分を世界共通化させようという動きから，IDDSI(International Dysphagia Diet Standardisation Initiative)Framework[6]という嚥下食分類が2017年に発表されているが，残念ながら本邦では普及していない．

液体つまり流動性のあるものを「ゾル」，固体つまり流動性がないまたはきわめて低いものを「ゲル」という．適切な食形態を考える際には，液体「ゾル」と固体「ゲル」とに分けて，適切な食品物性を考えないといけないということになる．国内の嚥下食の分類のうち，液体（飲料）と食事について段階的な区分を規定しているのは学会分類2013だけである．では，様々な嚥下食分類について説明する．

* Ueha Rumi，〒113-8655 東京都文京区本郷7-3-1 東京大学耳鼻咽喉科・頭頸部外科，特任講師

## 様々な嚥下食の分類

### 1．学会分類 2013（正式名称：日本摂食・嚥下リハビリテーション学会嚥下調整食分類 2013）[4]

日本摂食嚥下リハビリテーション学会が 2013 年に公開した嚥下食の区分である．嚥下食の段階を示した「学会分類 2013（食事）」と，嚥下食のとろみの程度を示した「学会分類 2013（とろみ）」の 2 項目に分かれていて，「学会分類 2013（食事）」はコード 0～4 の 5 段階，「学会分類 2013（とろみ）」は段階 1～3 の 3 段階に分類されている．簡便な早見表と解説が記載されている（表 1）．原則的に段階を形態のみで示されており，量や栄養成分については設定されていない．嚥下食の段階規定に物性測定値は定められていないが，他の分類からの参考値として対応することができる．食事の早見表には，形態，目的・特色，主食の例，必要な咀嚼力が示されており，他の分類とも対応可能である（図 1）．

学会分類 2013（とろみ）では，液体に付けるとろみの程度を「薄いとろみ」「中間のとろみ」「濃いとろみ」の 3 段階で規定しており（表 2），とろみの程度を区分するという画期的な分類と言える．しかし，国際的な IDDSI のとろみの区分とは異なることに注意が必要である．

### 2．特別用途食品（えん下困難者用食品）[3]

2009 年に厚生労働省（現在は消費者庁が管轄）が策定した．特別用途食品（えん下困難者用食品）では，かたさ，付着性，凝集性といった物性測定値によって，許可基準 I，II，III に分類されている（表 3）．後述する「嚥下食ピラミッド」での物性測定値とは測定条件が異なることに注意が必要である．

### 3．ユニバーサルデザインフード（UDF）[1]

2002 年に日本介護食品協議会が作成した分類．「容易にかめる」「歯ぐきでつぶせる」「舌でつぶせる」「かまなくてよい」の 4 つの区分に分けて，かむ力の目安や飲み込む力の目安，かたさの目安を

示していることが特徴である（図 2）．学会分類 2013 と異なり，物性規格が定められている．また，とろみ調整食品を使った液体へのとろみの付き方について，表示を統一したが（図 3），学会分類 2013 とはとろみの程度（粘度）が異なる．

### 4．嚥下食ピラミッド[2]

2004 年に発表された嚥下食の分類．摂食・嚥下の難易度に基づき，嚥下食から普通食まで，訓練食（レベル 0～2），嚥下食（レベル 3），介護食（移行食）（レベル 4），普通食（レベル 5）の 6 段階のレベルに分類される（図 4）．物性測定値（かたさ，凝集性，付着性）が基準化されていることが特徴である．前述した「えん下困難者用食品基準」での物性測定値とは測定条件が異なる．

### 5．スマイルケア食[5]

2014 年に農林水産省が作成した基準．高齢者や栄養状態に問題がある人を対象に，噛むことや飲み込むことに視点をおいた食の枠組みを「スマイルケア食」として定めている．スマイルケア食は，飲み込むことが難しい人向けの食品，噛むことが難しい人向けの食品，栄養補給が必要な人向けの食品の 3 つに分かれる．それぞれ「赤」マーク（0～2 の 3 段階），「黄」マーク（2～5 の 4 段階），「青」マークで表示される（図 5）．たとえば，飲み込みに問題があるけれども，均質なペースト状の食事が食べられる人には，スマイルケア食 2 がよいと考えられる．飲み込みには問題がない場合でも，噛むことに問題があり歯ぐきでつぶせる程度の食事が良い場合には，スマイルケア食 4 の食事がよい．

### 6．IDDSI Framework[7]

2013 年に発足した IDDSI（国際嚥下食基準化構想）によって，0～7 の 8 段階の範囲からなる嚥下食フレームワークが作成された．この基準は，液体である飲料から食品まで嚥下食の基準にまとめてフレームワークを示していることが特徴である（図 6）．

このように，嚥下食の分類・基準にはいろいろな規格がある．海外の基準と異なっていることから，今後嚥下食の分類や基準については変わって

表 1. 学会分類 2013(食事)早見表

| コード | | 名称 | 形態 | 目的・特色 | 主食の例 | 必要な咀嚼能力 | 他の分類との対応 |
|---|---|---|---|---|---|---|---|
| 0 | j | 嚥下訓練食品 0j | ・均質で, 付着性・凝集性・かたさに配慮したゼリー<br>・離水が少なく, スライス状にすくうことが可能なもの | ・重度の症例に対する評価・訓練用<br>・少量をすくってそのまま丸呑み可能<br>・残留した場合にも吸引が容易<br>・たんぱく質含有量が少ない | | (若干の送り込み能力) | ・嚥下食ピラミッド L0<br>・えん下困難者用食品許可基準Ⅰ |
| | t | 嚥下訓練食品 0t | ・均質で, 付着性・凝集性・かたさに配慮したとろみ水<br>(原則的には, 中間のとろみあるいは濃いとろみのどちらかが適している) | ・重度の症例に対する評価・訓練用<br>・少量ずつ飲むことを想定<br>・ゼリー丸呑みで誤嚥したりゼリーが口中で溶けてしまう場合<br>・たんぱく質含有量が少ない | | (若干の送り込み能力) | ・嚥下食ピラミッド L3の一部(とろみ水) |
| 1 | j | 嚥下調整食 1j | ・均質で, 付着性, 凝集性, かたさ, 離水に配慮したゼリー・プリン・ムース状のもの | ・口腔外で既に適切な食塊状となっている(少量をすくってそのまま丸呑み可能)<br>・送り込む際に多少意識して口蓋に舌を押しつける必要がある<br>・0jに比し表面のざらつきあり | おもゆゼリー, ミキサー粥のゼリーなど | (若干の食塊保持と送り込み能力) | ・嚥下食ピラミッド L1・L2<br>・えん下困難者用食品許可基準Ⅱ<br>・UDF区分4(ゼリー状)<br>(UDF: ユニバーサルデザインフード) |
| 2 | 1 | 嚥下調整食 2-1 | ・ピューレ・ペースト・ミキサー食など, 均質でなめらかで, べたつかず, まとまりやすいもの<br>・スプーンですくって食べることが可能なもの | ・口腔内の簡単な操作で食塊状となるもの(咽頭では残留, 誤嚥をしにくいように配慮したもの) | 粒がなく, 付着性の低いペースト状のおもゆや粥 | (下顎と舌の運動による食塊形成能力および食塊保持能力) | ・嚥下食ピラミッド L3<br>・えん下困難者用食品許可基準Ⅱ・Ⅲ<br>・UDF区分4 |
| | 2 | 嚥下調整食 2-2 | ・ピューレ・ペースト・ミキサー食などで, べたつかず, まとまりやすいもので不均質なものも含む<br>・スプーンですくって食べることが可能なもの | | やや不均質(粒がある)でもやわらかく, 離水もなく付着性も低い粥類 | (下顎と舌の運動による食塊形成能力および食塊保持能力) | ・嚥下食ピラミッド L3<br>・えん下困難者用食品許可基準Ⅱ・Ⅲ<br>・UDF区分4 |
| 3 | | 嚥下調整食 3 | ・形はあるが, 押しつぶしが容易, 食塊形成や移送が容易, 咽頭でばらけず嚥下しやすいように配慮されたもの<br>・多量の離水がない | ・舌と口蓋間で押しつぶしが可能なもの<br>・押しつぶしや送り込みの口腔操作を要し(あるいはそれらの機能を賦活し), かつ誤嚥のリスク軽減に配慮がなされているもの | 離水に配慮した粥など | 舌と口蓋間の押しつぶし能力以上 | ・嚥下食ピラミッド L4<br>・高齢者ソフト食<br>・UDF区分3 |
| 4 | | 嚥下調整食 4 | ・かたさ・ばらけやすさ・貼りつきやすさなどのないもの<br>・箸やスプーンで切れるやわらかさ | ・誤嚥と窒息のリスクを配慮して素材と調理方法を選んだもの<br>・歯がなくても対応可能だが, 上下の歯槽提間で押しつぶすあるいはすりつぶすことが必要で舌と口蓋間で押しつぶすことは困難 | 軟飯・全粥 など | 上下の歯槽提間の押しつぶし能力以上 | ・嚥下食ピラミッド L4<br>・高齢者ソフト食<br>・UDF区分2およびUDF区分1の一部 |

（文献4より）

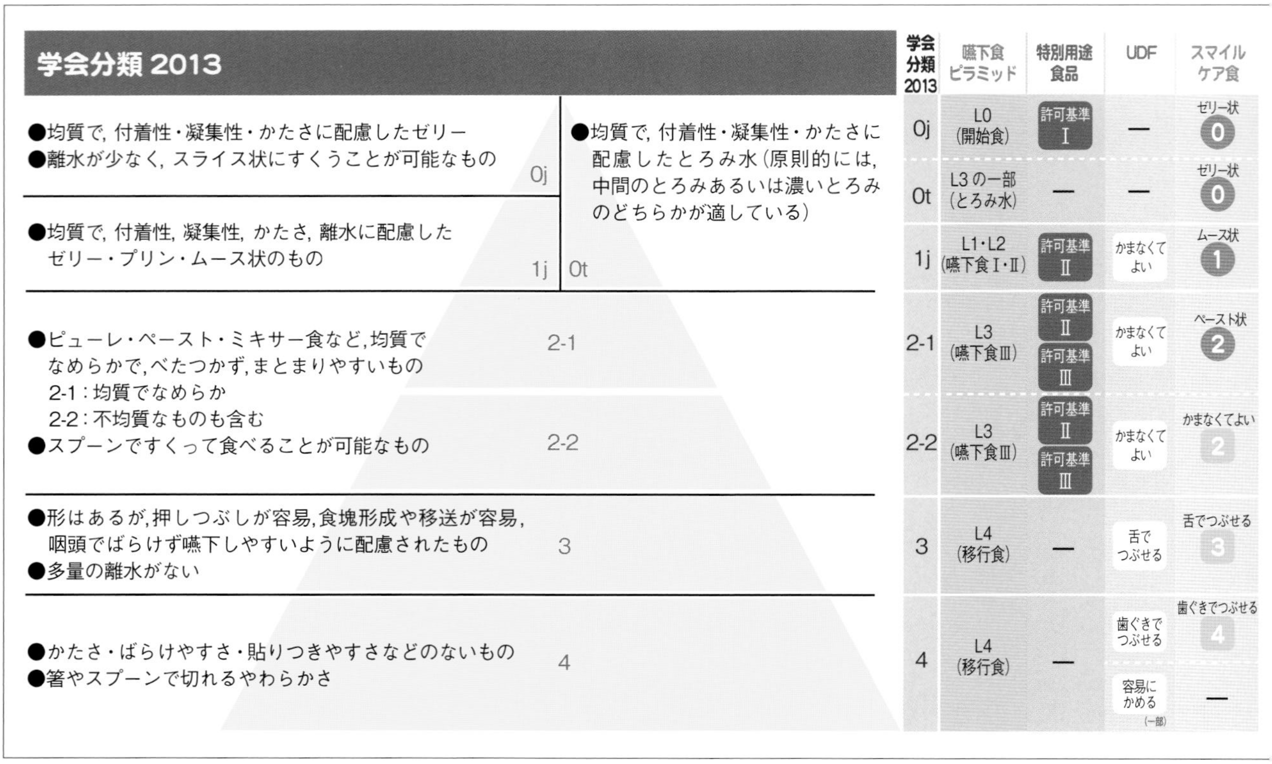

## 学会分類 2013

●均質で，付着性・凝集性・かたさに配慮したゼリー
●離水が少なく，スライス状にすくうことが可能なもの　Oj

●均質で，付着性・凝集性・かたさに配慮したとろみ水（原則的には，中間のとろみあるいは濃いとろみのどちらかが適している）

●均質で，付着性，凝集性，かたさ，離水に配慮したゼリー・プリン・ムース状のもの　1j　Ot

●ピューレ・ペースト・ミキサー食など，均質でなめらかで，べたつかず，まとまりやすいもの　2-1
2-1：均質でなめらか
2-2：不均質なものも含む
●スプーンですくって食べることが可能なもの　2-2

●形はあるが，押しつぶしが容易，食塊形成や移送が容易，咽頭でばらけず嚥下しやすいように配慮されたもの　3
●多量の離水がない

●かたさ・ばらけやすさ・貼りつきやすさなどのないもの　4
●箸やスプーンで切れるやわらかさ

| 学会分類 2013 | 嚥下食ピラミッド | 特別用途食品 | UDF | スマイルケア食 |
|---|---|---|---|---|
| 0j | L0（開始食） | 許可基準 I | — | ゼリー状 0 |
| 0t | L3 の一部（とろみ水） | — | — | ゼリー状 0 |
| 1j | L1・L2（嚥下食 I・II） | 許可基準 II | かまなくてよい | ムース状 1 |
| 2-1 | L3（嚥下食 III） | 許可基準 II / 許可基準 III | かまなくてよい | ペースト状 2 |
| 2-2 | L3（嚥下食 III） | 許可基準 II / 許可基準 III | かまなくてよい | 2 |
| 3 | L4（移行食） | — | 舌でつぶせる | 舌でつぶせる 3 |
| 4 | L4（移行食） | — | 歯ぐきでつぶせる / 容易にかめる（一部） | 歯ぐきでつぶせる 4 / — |

図 1. 学会分類 2013 と他の分類との対応

表 2. 学会分類 2013（とろみ）早見表

| | 段階 1 薄いとろみ | 段階 2 中間のとろみ | 段階 3 濃いとろみ |
|---|---|---|---|
| 英語表記 | Mildly thick | Moderately thick | Extremely thick |
| 性状の説明（飲んだとき） | ・「drink」するという表現が適切なとろみの程度<br>・口に入れると口腔内に広がる液体の種類・味や温度によっては，とろみが付いていることがあまり気にならない場合もある<br>・飲み込む際に大きな力を要しない<br>・ストローで容易に吸うことができる | ・明らかにとろみがあることを感じ，かつ「drink」するという表現が適切なとろみの程度<br>・口腔内での動態はゆっくりですぐには広がらない<br>・舌の上でまとめやすい<br>・ストローで吸うのは抵抗がある | ・明らかにとろみが付いていて，まとまりがよい<br>・送り込むのに力が必要<br>・スプーンで「eat」するという表現が適切なとろみの程度<br>・ストローで吸うことは困難 |
| 性状の説明（見たとき） | ・スプーンを傾けるとすっと流れ落ちる<br>・フォークの歯の間から素早く流れ落ちる<br>・カップを傾け，流れ出た後には，うっすらと跡が残る程度の付着 | ・スプーンを傾けるととろとろと流れる<br>・フォークの歯の間からゆっくりと流れ落ちる<br>・カップを傾け，流れ出た後には，全体にコーティングしたように付着 | ・スプーンを傾けても，形状がある程度保たれ，流れにくい<br>・フォークの歯の間から流れ出ない<br>・カップを傾けても流れ出ない（ゆっくりと塊となって落ちる） |
| 粘度（mPa・s） | 50〜150 | 150〜300 | 300〜500 |
| LST 値（mm） | 36〜43 | 32〜36 | 30〜32 |

（文献 4 より）

**表 3.** 食品テクスチャーに応じた許可基準の分類

| 規格[1] | 許可基準Ⅰ[2] | 許可基準Ⅱ[3] | 許可基準Ⅲ[4] |
|---|---|---|---|
| かたさ（一定速度で圧縮したときの抵抗）（N/m²） | $2.5 \times 10^3 \sim 1 \times 10^4$ | $1 \times 10^3 \sim 1.5 \times 10^4$ | $3 \times 10^2 \sim 2 \times 10^4$ |
| 付着性（J/m³） | $4 \times 10^2$以下 | $1 \times 10^3$以下 | $1.5 \times 10^3$以下 |
| 凝集性 | $0.2 \sim 0.6$ | $0.2 \sim 0.9$ | — |

※1 常温および喫食の目安となる温度のいずれの条件であっても規格基準の範囲内であること
※2 均質なもの（例えば，ゼリー状の食品）
※3 均質なもの（例えば，ゼリー状またはムース状などの食品．ただし，許可基準Ⅰを満たすものを除く）
※4 不均質なものも含む（例えば，まとまりのよいお粥，やわらかいペースト状またはゼリー寄せなどの食品）．ただ
　し，許可基準Ⅰまたは許可基準Ⅱを満たすものを除く

| 区　分 | 容易にかめる | 歯ぐきでつぶせる | 舌でつぶせる | かまなくてよい |
|---|---|---|---|---|
| かむ力の目安 | かたいものや大きいものはやや食べづらい | かたいものや大きいものは食べづらい | 細かくてやわらかければ食べられる | 固形物は小さくても食べづらい |
| 飲み込む力の目安 | 普通に飲み込める | ものによっては飲み込みづらいことがある | 水やお茶が飲み込みづらいことがある | 水やお茶が飲み込みづらい |
| ごはん | ごはん～やわらかごはん | やわらかごはん～全がゆ | 全がゆ | ペーストがゆ |
| 調理例（ごはん） | 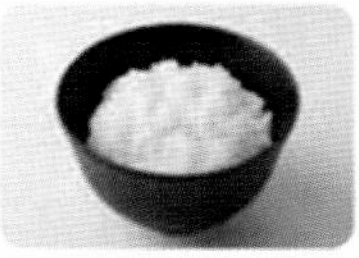 | 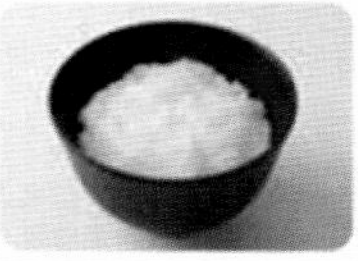 | 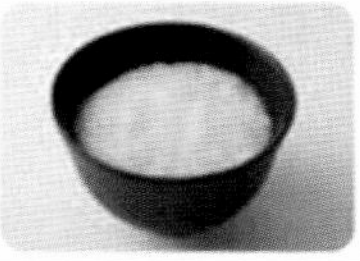 | 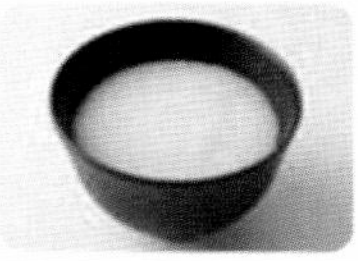 |
| たまご | 厚焼き卵 | だし巻き卵 | スクランブルエッグ | やわらかい茶わん蒸し（具なし） |
| 調理例（たまご） | 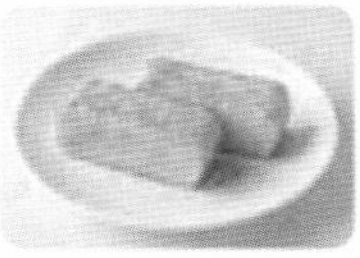 | 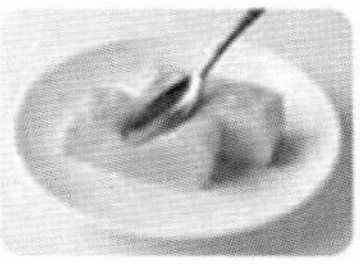 | 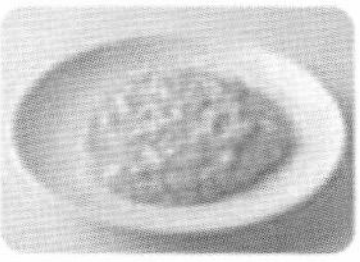 | 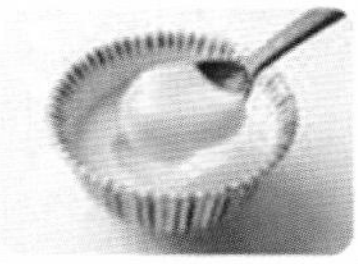 |
| 肉じゃが | やわらか肉じゃが | 具材小さめやわらか肉じゃが | 具材小さめさらにやわらか肉じゃが | ペースト肉じゃが |
| 調理例（肉じゃが） | 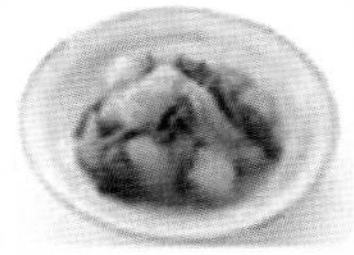 | 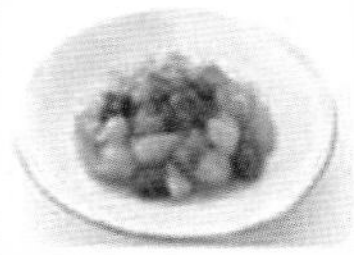 | 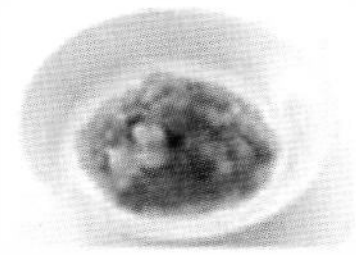 | 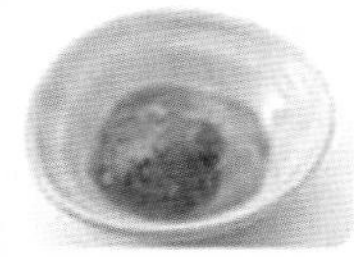 |
| 物性規格　かたさ上限値 N/m² | $5 \times 10^5$ | $5 \times 10^4$ | ゾル：$1 \times 10^4$　ゲル：$2 \times 10^4$ | ゾル：$3 \times 10^3$　ゲル：$5 \times 10^3$ |
| 物性規格　粘度下限値 mPa·s | | | ゾル：1500 | ゾル：1500 |

かたさの目安
※食品のメニュー例で商品名ではありません．

**図 2.** ユニバーサルデザインフードの区分表
（文献 1 より転載）

**図 3.**
とろみの目安の表示例
（文献 1 より転載）

| とろみの強さ | ✚✜✜✜ | ✚✚✜✜ | ✚✚✚✜ | ✚✚✚✚ |
|---|---|---|---|---|
| とろみのイメージ | フレンチドレッシング状 | とんかつソース状 | ケチャップ状 | マヨネーズ状 |
| イメージ図 | 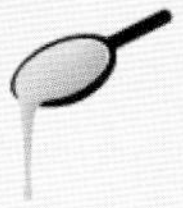 | 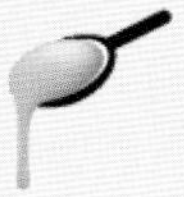 | 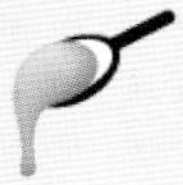 | 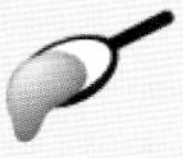 |
| 使用量の目安 | | 1g | 2g | 3g |

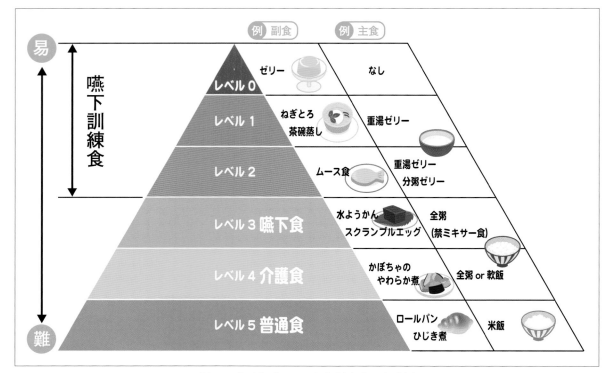

図 4. 嚥下食ピラミッドと対応する食事例

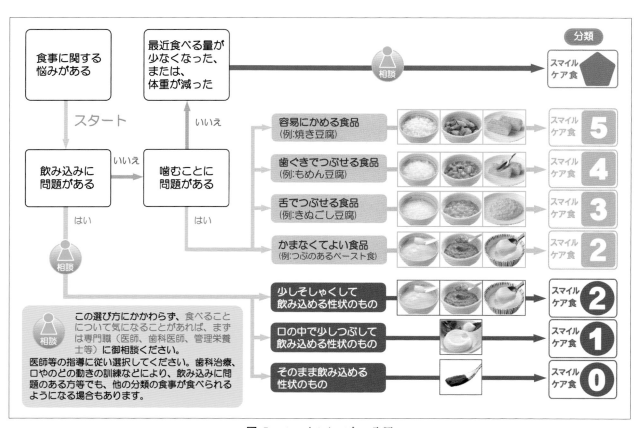

図 5. スマイルケア食の分類
(https://www.maff.go.jp/j/shokusan/seizo/kaigo.html より転載)

いくことが予想される.

## 嚥下食の工夫

ここまで説明したように，多くの嚥下食の分類
があるため，本稿では学会分類2013を基準として
説明する．適切な嚥下食を選択するには，正しく
嚥下機能が評価されることが必要である．さら
に，どのような状況であるのかが重要である．

### 1．絶食から経口摂取を再開する場合

1）脳卒中や外科手術後のように，しばらく経
口摂取ができていなかった患者が経口摂取を再開
する場合には，まず初めに口腔内や全身状態を確
認し，嚥下スクリーニングや嚥下機能検査を行っ
たうえで，経口摂取開始が可能かどうかを判断す
る必要がある．

2）経口摂取開始可能と評価した場合でも，学
会分類2013コード0j，1j，0tの，とろみ付きの水
分やゼリーやプリンのような嚥下食を訓練や評価
目的で開始し，摂取状況を丁寧に観察することが
望ましい．

3）咽頭期の嚥下機能（喉頭挙上運動や咽頭収
縮など）として，コード2や3が可能と考えられる
場合，確認口腔内の送り込みや咀嚼機能，歯牙の
状況に応じて，食事形態を上げていく．この際，嚥
下食ピラミッドやスマイルケア食，ユニバーサル
デザインフードの基準を参考にすることもできる．

### 2．経口摂取しているけれども食形態の不適合
が疑われる場合

経口摂取しているものの嚥下機能低下が疑われ
る場合，嚥下機能検査を行い，以下のように適切
な嚥下食形態の提案をしなければならない．

1）水分のとろみの適性を再検討する

2）口腔内の状況をみて，「容易にかめる」「歯
ぐきでつぶせる」「舌でつぶせる」「かまなくてよ
い」のいずれが適切なのかを再評価する

3）口腔期から咽頭期の嚥下機能を評価し，嚥
下反射惹起遅延や咽頭収縮力低下，鼻咽腔閉鎖不
全，食道入口部開大障害などがないかを確認し，
適切な嚥下食形態を選択する

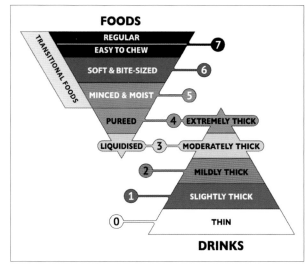

図 6．IDDSI Framework

Drinks：飲料
　⓪ Thin：とろみなし
　① Slightly thick：わずかなとろみ
　② Mildly thick：薄めのとろみ
　③ Moderately thick：中程度のとろみ
　④ Extremely thick：強めのとろみ
Foods：食事
　③ Liquidised：液状の食事
　④ Pureed：ピューレ状の食事
　⑤ Minced & Moist：ミンチ状で湿潤のある食事
　⑥ Soft & Bite-sized：柔らかい一口大の食事
　⑦ Regular：常食
（https://ftp.iddsi.org/Documents/IDDSI_frame
work_with_creative_commons_Mar2019.pdf より
転載）

## 嚥下機能に応じた摂食指導を行うためのポイント

摂食指導のポイントとして，以下の8項目につ
いて説明する．

1．意識状態

2．口腔環境

3．環境調整

4．姿勢

5．自助具

6．食品物性

7．1口量

8．代償嚥下法

### 1．意識状態（覚醒，認知）

摂食に際して，まず，適切な意識状態かどうか

を確認する．覚醒しており食物を摂取することを認知できる状況であることが望ましい(例外として，意識状態がよくない場合でも介護者のサポートにより摂食できている人も少なくない)．

意識状態に変動がある場合には，少しでも意識状態がよい時に食事を摂るなどの工夫をするとよい．

### 2．口腔環境

次に口腔内の環境が摂食に適しているかを確認する．できることなら，口腔内は常に清潔を保ち，適度な湿潤があることが望ましい．摂食前の口腔ケアは ① 感染源になりうる口腔咽頭細菌叢の除去，② 嚥下反射，咳反射の促進により，嚥下性肺炎の予防につながり，栄養改善による免疫能の改善にも効果があるとされている．

### 3．環境調整

意識状態と口腔環境が整ったら，次は環境調整である．食事に集中できる環境かどうかを確認する．テレビがついていたり，ラジオが流れていたり，食事以外で気を取られる状況があれば，食事に集中できるようにテレビやラジオを消すなどの対応をする．

### 4．姿　勢

嚥下機能に合わせて，安全に嚥下できる姿勢や，より効率的に摂食できる姿勢にすることが大切である．身体機能に合わせて，机や椅子の高さ，クッションの種類などを調整する．リクライニングしすぎたり，頸部が伸展しすぎたりするなどの姿勢は嚥下運動にとってマイナスとなる．

### 5．自助具

身体状況に合った食具を使用しているかどうかも重要である．スプーンや箸などの食具の把持や，スプーンですくう・箸でつまむ・さく・かき集めるなどの操作，食事を口まで運ぶといった食事動作が難しい場合には，これらを補う自助具を使用することが有効である．

### 6．食品物性

摂食する液体や食事(固形物)が嚥下機能に適したものかどうかを確認することが重要．

液体：とろみ

固形物：かたさ・付着性・凝集性などの食品テクスチャー

### 7．1口量

適切な食品物性の食事を摂食する際に重要なポイントが，食塊の「1口量」である．1口量が多いと嚥下刺激量は多くなるが，咽頭残留が多くなり，誤嚥のリスクが高まる．一方で，1口量が少ないと誤嚥も少ないものの，有効な嚥下刺激にはなりにくい．適切な1口量は嚥下造影検査などの嚥下機能評価を行ったうえで決定するとよい．

### 8．代償嚥下法

代償嚥下法とは，嚥下方法を工夫することで，誤嚥を軽減したり，食道への食塊の通過をよくしたりする方法のこと．安全に食べるために有効な手段だが，獲得するまでしばらく練習が必要である．例として，頸部回旋・複数回嚥下・交互嚥下・息こらえ嚥下法などがある．

## おわりに

本稿では，嚥下食や嚥下食の分類について説明し，摂食指導を行うためのポイントについて解説した．適切な嚥下食の選定のためには，口腔期と咽頭期の嚥下機能の総合的な評価が必要で，実際の摂食に際しては，適切な摂食方法の指導が重要であることがおわかりいただけただろうか．

### 参考文献

1) 藤崎　享：ユニバーサルデザインフード．日食科工誌，**55**(2)：78-79, 2008.
2) 坂井真奈美，江頭文江，金谷節子ほか：臨床的成果のある段階的嚥下食に関する食品物性比較．日摂食嚥下リハ会誌，**10**：239-248, 2006.
Summary 食品の物性として，かたさや凝集性，付着性は重要な因子である．嚥下食について段階的な食事基準でかたさ・凝集性・付着性の物性測定を行い，嚥下食分類として「嚥下食ピラミッド」を報告した．
3) 厚生労働省医薬食品局食品安全部長通知：特別用途食品の表示許可等について．2009.
4) 日本摂食・嚥下リハビリテーション学会嚥下調

整食分類 2013．日摂食嚥下リハ会誌, **17**：255-267, 2013.

5) 農林水産省ホームページ．http://www.maff.go.jp/j/shokusan/seizo/kaigo.html

6) Cichero JAY, Lamp, Steele C, et al：Development of International Terminology and Definitions for Texture-Modified Foods and Thickened Fluids Used in Dysphagia Management：The IDDSI Framework. Dysphagia, **32**：293-314, 2017.

# MONTHLY BOOK
# MEDICAL REHABILITATION

好評増大号

# これでナットク！
# 摂食嚥下機能評価のコツ

No.240
2019年9月
増大号

編集/青柳陽一郎（藤田医科大学准教授）

定価 4,400 円（本体 4,000 円＋税）

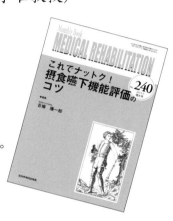

## 治療は評価なくしては成り立たない。

問診、スクリーニング、栄養評価から機器を用いた評価まで
摂食嚥下に関連するあらゆる評価法を網羅！ 実際の評価を
踏まえたケーススタディも付いた充実の内容となっております。
これから嚥下臨床に携わろうと思っている方から、
もう一度嚥下機能評価を勉強したい方にもオススメです。
ぜひ臨床のおともにこの一冊！

## 目 次

（株）全日本病院出版会

各誌目次がご覧いただけます！
www.zenniti.com

〒 113-0033　東京都文京区本郷 3-16-4　電話(03)5689-5989　FAX(03)5689-8030

MB ENT, 252：41-48, 2020

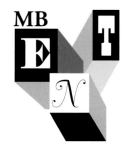

◆特集・高齢者の誤嚥をみたらどうするか
# 摂食嚥下リハビリテーションの考え方と実際

矢野実郎*

**Abstract** 本邦の高齢化は急激に進んでおり，加齢に伴う嚥下機能低下に対する嚥下訓練の需要が高まっている．嚥下訓練には食物を用いない間接訓練と，食物を用いる直接訓練がある．嚥下関連筋のうち重要な役割を担っている舌筋と舌骨上筋群に対する間接訓練の種類は多い．より質の高い嚥下訓練を提供するために，それぞれの訓練の特徴を把握して，患者に適した訓練法を選択することが必要である．直接訓練では姿勢調整，食物形態の調整，嚥下手技を組み合わせて最適な難易度に調整することで，誤嚥と窒息のリスクマネジメントを行い，安全性と効率性の確保をすることが重要である．今後，さらに進む高齢化に対して，嚥下訓練のニーズは高まることが予想されるため，常に最新の情報を得て，質の高い訓練を提供できることが求められる．

**Key words** 嚥下訓練（swallowing exercise），間接訓練（indirect exercise），直接訓練（direct exercise），舌筋（tongue muscle），舌骨上筋群（suprahyoid muscle），レジスタンストレーニング（resistance training）

## はじめに

本邦の高齢化は急激に進んでおり，誤嚥性肺炎で死亡する人の割合も急増している．加齢に伴い全身の筋力は低下していくが，それらの筋力低下は嚥下関連筋にも影響する．嚥下関連筋の筋力低下は「予備能力（ゆとり）」を小さくし，何気ない嚥下動作を努力して遂行するようになり，喉頭侵入や誤嚥のリスクが高まってしまう．摂食嚥下障害を軽減，改善，または摂食嚥下機能を維持するために，嚥下訓練が必要とされる．嚥下訓練は食物を用いない間接訓練と，食物を用いる直接訓練に大別される．

## 間接訓練

嚥下関連筋の筋力強化を中心とした間接訓練のうち，特に重要で種類の多い舌と舌骨上筋群を強化するための間接訓練を中心に紹介する．

## 1．舌筋力を強化する訓練

舌筋力を強化する訓練は，道具を使用しない方法と使用する方法の2つに大別される．

### 1）道具を用いない方法

①**方　法**：従来，臨床場面で実施されている舌の前後左右運動は訓練負荷が少ないため，可動域訓練には適しているが筋力強化としてはあまり有効ではない．Namikiらは舌を硬口蓋に最大限強く押し付ける運動で舌筋力を強化する運動を考案した[1]．10秒間押し付けた後に10秒間休憩することを5回繰り返し，1日2セット実施する．4週間で高齢者の舌筋力強化が認められたと報告されている．道具を用いないため，場所を選ばず簡単に実施できる利点がある．

②**コ　ツ**：舌を口蓋に強く押し付けているか訓練者は確認が難しい．訓練者が患者の顎下面を指で触れると舌骨上筋群の筋収縮がわかるので，それを用いて運動回数をカウントすると適切な訓練回数を課すことができる．

* Yano Jitsuro，〒701-0193 岡山県倉敷市松島288　川崎医療福祉大学言語聴覚療法学科，講師

③ **注意点**：認知機能低下や訓練意欲低下の患者では，10秒間最大限に舌を口蓋に押し続けられなかったり，押し付けているふりをしたりすることがあるので注意が必要である．

### 2）道具を用いる方法

### (1) 機器を使用する方法

① **概　要**：舌圧測定器を使用することで定量的に負荷を設定できる．舌筋力訓練の中ではもっとも多くの報告があり，エビデンスが構築されてきている[2)3)]．舌圧測定器は国際的には IOPI（Iowa Oral Performance Instrument）が使用され，I-PRO（isometric progressive resistance oropharyngeal）訓練[4)5)]，TPSAT（tongue pressure strengthand-accuracy resistance training protocol）[6)]，TPPT（tongue pressure profile training）[7)] などの舌筋力強化訓練プロトコルが考案されている．これまで，健常者[4)8)9)]，脳卒中[5)7)10)]や頭部外傷[6)]による嚥下障害患者などで舌筋力が有意に増加したと報告されている．本邦では IOPI は医療機器として認可されておらず，研究用として輸入しても費用が非常に高い．2010年に本邦で初めて医療機器として JMS 舌圧測定器（JMS 製）が認可・販売され，医科・歯科で幅広く使用されるようになった（図1-A）．我々は健常者に対して JMS 舌圧測定器を用いて Robbins ら[4)] の I-PRO 訓練を行い，著明な舌筋力増加が得られたことを報告した[11)]．本稿では，その方法を示す．

② **方　法**：JMS 舌圧測定器に接続されているバルーン状の舌圧プローブを口腔内に挿入し，プローブを上下切歯で軽くくわえて下顎を固定する．その状態で，舌でプローブを口蓋に押し付ける運動を反復する（図1-B）．訓練の負荷の設定は1週目のみ最大値の60％，2週目以降は最大値の80％に設定する．1週目のみ訓練強度が低いのは，舌筋力訓練に慣れるためである．この訓練を1日に30回×3セット，週3回，8週間継続することで，明らかな舌筋力の増加が得られたと報告され，訓練終了後も3ヶ月間は訓練効果が持続した（図1-C）．本機器では舌前方のみの訓練である

が，舌後方の筋力も強化されることが明らかとなっている[12)]．

③ **コ　ツ**：舌圧測定器のディスプレイで設定した負荷量を視覚的フィードバックすることで，スムーズに訓練を実施できる．JMS 舌圧測定器のホームページ（http://orarize.com/zetsuatsu/index.html）から無料の PC 専用ソフトをダウンロードすることができるため，より効率のよい訓練を実施することができる．

④ **注意点**：総義歯の場合，装用の有無で大きく舌圧が異なるため，装用してから実施するほうが望ましい．また，プローブを上下切歯でくわえるため，歯の状態が悪く動揺などしている場合は使用を避けたほうがよい．また，我々がこの訓練を実施したところ，訓練初期（訓練1〜2週目）に舌の筋痛を訴える被験者がおり，その日の最大筋力が急激に低下したため，注意が必要である[11)]．

### (2) 舌トレーニング用具を用いる方法

① **方　法**：高価な機器を用いず，安価で入手しやすい舌トレーニング用具「ペコぱんだ（株式会社 JMS 製）」が市販されている（図2）．数種類の硬度があり，患者の舌筋力に合わせて硬度を選択できる．明確な訓練プロトコルは考案されていないが，同製品のホームページ（http://orarize.com/pekopanda/index.html）には ⓐ 筋力強化：硬めの用具を用いて5回反復押し付け3セットを1日3回，ⓑ 持久力強化：軟らかめの用具を用いて10回反復押し付け3セットを1日3回実施することが推奨されている．

② **コ　ツ**：適切な硬さの用具を選択するために，あらかじめ舌圧測定器で舌筋力を測定したほうが良い．

③ **注意点**：舌で用具をへこませているか訓練者が口外から確認することが難しいため，患者自身で回数を数えるか，訓練者が用具の柄を持って押し付けた時のわずかな振動を確認しながら回数を数える必要がある．

### (3) 舌圧子を用いる方法

① **方　法**：これまで臨床場面で一般的に実施さ

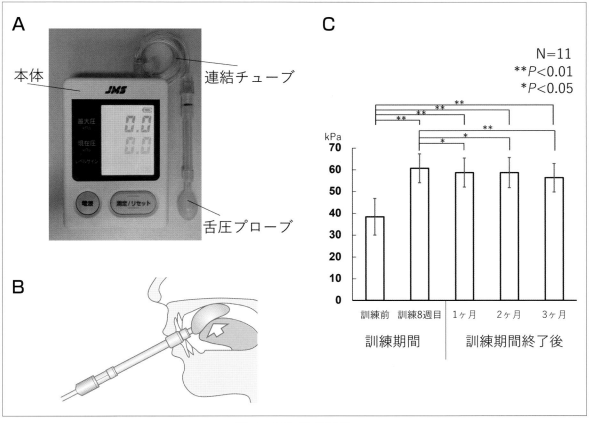

**図 1.** JMS 舌圧測定器

A：本体
B：訓練時の口腔内模式図．プローブを舌で口蓋に押し付ける
C：8 週間の訓練により筋力が増加しており，訓練終了後も 3 ヶ月は効果が持続している
（矢野ら：日摂食嚥下リハ会誌，2018）

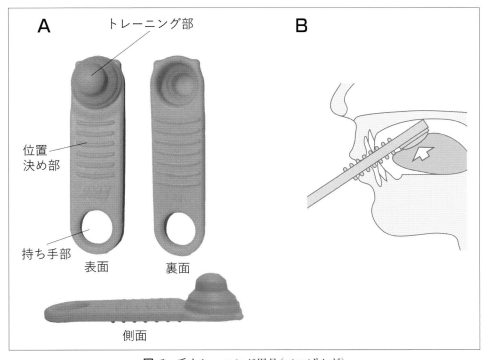

**図 2.** 舌トレーニング用具（ペコぱんだ）

A：舌トレーニング用具
B：訓練時の模式図．トレーニング部を舌で口蓋に押し付ける

れてきた舌筋力強化方法である．訓練者が持つ舌圧子に舌を強く押し付ける方法で，容易かつ安価に実施できるが，舌圧測定器や舌トレーニング用具を用いた方法と比較して訓練負荷の定量性に欠ける．Lazarus らは舌圧子を左右，前方，上方の方向に 2 秒間できるだけ強く押し付け，それぞれ 1 日 10 回 5 セットを週 5 日，1 ヶ月間実施することで，舌筋力と舌持久力が改善すると報告している[8]．この報告では，舌圧子でも舌圧測定器による訓練と同程度に舌筋力が強化されたと報告されている．

②**コ ツ**：訓練者が舌圧子を保持する位置と，患者が舌で押す位置が離れていると，舌圧子がしなってしまい，十分な負荷を与えられない．そのため，訓練者が舌圧子を保持する位置は舌の接触点と近い所が好ましい．

③**注意点**：木製の舌圧子の場合，使用中に割れてしまうことがあるため，使用前に亀裂などがないか注意が必要である．患者によっては，木製の舌圧子が舌に接触する感触を嫌う場合があるので，あらかじめ舌圧子を水で濡らしておくと違和感が少なくなる．

### 3）舌筋力強化訓練の選び方

定量的に訓練負荷を設定したい場合は，舌圧測定器を使用した訓練が望ましい．一方で，手軽に訓練を実施したいのであれば，用具を使用しない訓練か，舌圧子を使用した訓練が実施しやすい．自主訓練においても可能な範囲で定量的に実施することが望ましいが，舌圧測定器は高価で，施設が所有している台数も限られるため，自主訓練用に舌圧測定器を患者に貸し出すことが難しいことが多い．その場合は，訓練場面で舌圧測定器にて舌筋力を測定し，適切な硬度の舌トレーニング用具を選択することで，より定量的な自主訓練を提供することができる．

### 2．舌骨上筋群を強化する訓練

嚥下時の喉頭挙上にかかわる舌骨上筋群の強化を行い，食道入口部の開大を図る．喉頭挙上量の低下に伴い，食道入口部の開大幅が減少し，咽頭

残留を呈している症例などに有効である．

### 1）頭部挙上訓練（シャキア訓練：Shaker exercise）

①**方法（原法）**[13]：ⓐ 等尺性運動（頭部挙上位の保持）：仰臥位で両肩が上がらないようにして，頭部のみを足の爪先を見るように挙上させる．この挙上位を 1 分間保持したあと，1 分間休憩する．これを 3 回繰り返す．ⓑ 等張性運動（頭部の反復挙上運動）：等尺性運動と同様に仰臥位で両肩が上がらないようにして，頭部のみを上げ下げする運動を 30 回連続して繰り返す．原法では ⓐ と ⓑ の運動を 1 日 3 セット，6 週間続けることが原則である（図 3-A）．

②**方法（変法）**：原法は米国の Shaker らが考案したもので，本邦で実施する場合は負荷が強過ぎて遂行困難な患者が多い．そのため，Maeda らは本邦の患者に合わせて適切な負荷量を設定する方法を提案している[14]．負荷量を決定する方法は以下の手順である．ⓐ 安静臥位でバイタルサインを測定する．ⓑ 原法と同じ姿勢で，頭部挙上の最大持続時間および最大反復回数を測定する．ⓒ 測定した最大値の 50％を負荷時間（等尺性運動），負荷反復回数（等張性運動）に設定する．ⓓ 50％負荷で運動した直後にバイタルサインを測定し，バイタルの変動が大きい場合は安全な範囲で行えるようにさらに負荷量を減らす．適宜（1～2 週ごとなど），頭部挙上の最大持続時間および最大反復回数の再測定を行い，負荷量を再設定する．ただし，原法の 1 分間持続，30 回反復を上限とする．

③**コ ツ**：両肩が上がると舌骨上筋群以外に力が入るため疲労が強くなるので，両肩が上がらないように注意する．顎下面（オトガイ下）に十分力が入っていることを意識する．等尺性運動時に息をとめてしまうことがあるので，実施する前に「運動中も通常の呼吸を意識する」ように教示する．

④**注意点**：間接訓練の中では負荷が大きい訓練なので，バイタルが安定していない患者や，頸椎症，高血圧患者に実施する場合は，医師・歯科医

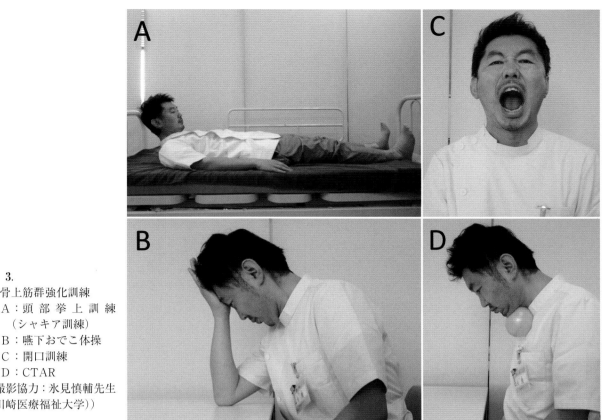

図 3.
舌骨上筋群強化訓練
　A：頭 部 挙 上 訓 練
　　（シャキア訓練）
　B：嚥下おでこ体操
　C：開口訓練
　D：CTAR
（撮影協力：氷見慎輔先生
（川崎医療福祉大学））

師と相談して実施を検討する必要がある.

### 2）徒手的頸部筋力増強訓練・頸部等尺性収縮手技・嚥下おでこ体操

① 概　要：座位にて訓練者，患者自身が頭部に抵抗を加えて，それに逆らうことによって舌骨上筋群を強化する方法である. 様々な方法が考案されているが[15]~[18]，ここでは，嚥下障害患者以外にも，高齢者のサルコペニア予防にも広く普及している嚥下おでこ体操の方法を紹介する.

② 方　法：訓練者，もしくは患者自身が正面を向いた状態で額に手を当てて抵抗を加え，おへそをのぞきこむように強く下を向こうとする. シャキア訓練と同様に2種類の方法がある. ⓐ 持続訓練（等尺性訓練）：正面を向いたままゆっくり5つ数えながら負荷を持続して加える（図3-B）. ⓑ 反復訓練（等張性訓練）：負荷を加えた状態で1~5まで数えながら，それに合わせて下顎を胸骨に付けるようにゆっくり頭部を屈曲していく.

③ コ　ツ：訓練者が抵抗を加える際は，抵抗を加えていない空いている手を患者の背部に添えて姿勢が崩れないように工夫する. 患者自身が片手で十分な抵抗を加えられない場合は両手を用いる. 自らの手を額に当てて抵抗を加えることが難しい患者でも，テーブルの上に両肘を置くことで十分な負荷を加えられることがある. 運動時に顎下面を指で触れると筋収縮がわかるので，シャキア訓練と同様で，十分力が入っていることを意識する.

④ 注意点：座位保持が困難な患者には実施が難しい.

### 3）開口訓練

① 方　法：2012年にWadaらが考案した方法である[19]. 最大限に開口を命じて舌骨上筋群が強く収縮していることを意識しながら，その状態を10秒間保持したあと10秒間休憩する（図3-C）. これを5回繰り返し，1日2セット実施する. 座位で実施でき，道具を使用せずにどこでも実施できるという利点がある.

② コ　ツ：とにかく最大限に開口することと，顎下面に十分に力が入っていることを意識すること.

③ **注意点**：顎関節症や顎関節脱臼のある患者には注意して行う，もしくは適用を控えるのが望ましい．

**4）CTAR（chin tuck against resistance）訓練**

① **方　法**：2013年にYoonらが考案した訓練法である[20]．下顎と鎖骨の間に直径12 cmのゴムボールを挟み，できるだけ強く下顎をボールに押し付け，2種類の運動を実施する（図3-D）．ⓐ 等尺性訓練：10秒間押し続ける．ⓑ 等張性訓練：10回押し付けを繰り返す．ゴムボールの代わりに，専用の用具を使うことで，手を用いずに自主訓練ができる方法も考案されている[21]．他の方法に比べ，力を入れる方向や力加減がわかりやすいという利点がある．

② **コ　ツ**：押し付けている時にボールが落ちそうになるので，しっかりと手で保持しておく必要がある．

③ **注意点**：頸部の皮膚炎やカニューレ装用患者には実施困難である．

**5）舌骨上筋群強化訓練の選び方**

座位保持が困難で，ベッド上でしか訓練ができない場合は，嚥下おでこ体操は難しい．一方，ベッドのない環境では，シャキア訓練を行うことが困難である．気管カニューレを装用している場合は，頸部の過度の屈曲は避けたいので，嚥下おでこ体操の持続訓練や開口訓練を選択するのが適当である．また，最近では，舌筋力訓練が舌骨上筋群の筋力強化にも効果を認めており，患者への負担を少なく，より効率的な訓練を実施するための選択肢の1つとして報告されている[1)22)]．このように，それぞれの手技に特徴があるため，患者の状態に合わせて選択されるべきである．

**直接訓練**

直接訓練の多くは，1)姿勢調整や2)食物形態の調整による代償法である．それに，間接訓練の一部[17)]でもある3)嚥下手技を組み合わすことで，最適な難易度に調整していく．直接訓練は食物を用いるため誤嚥と窒息のリスクマネジメントが必要

である．誤嚥と窒息を起こさないよう気を付けながら，最適な難易度の課題を用いて訓練を行う必要がある．

**1）姿勢調整**

姿勢調整の重要なポイントは，① 重力を利用することと，② 空間を操作することである[23)]．姿勢調整により口腔・咽頭における食塊の通過経路と通過速度を変化させることで，誤嚥や咽頭残留のリスクを軽減し，安全かつ効率性の高い直接訓練を行うことが可能となる[24)]．① 重力を利用する姿勢調整には体幹角度調整や体幹傾斜，② 空間を操作する姿勢調整には頭部回旋，chin down（頭部・頸部・複合屈曲）があり，重力利用と空間操作を組み合わせた一側嚥下（健側を下にした体幹傾斜＋頭部回旋）がある．

**2）食事形態の調整**

食事形態の調整は物性（変形性，凝集性，付着性）や液体の粘度を調整することで，安全性と効率性を確保する目的がある．国内に様々な嚥下調整食の分類があり，それぞれの地域や施設ごとに名称や形態の段階が混在しているのが現状である．日本摂食・嚥下リハビリテーション学会嚥下調整食分類2013[25)]（"学会分類2013"と略されることが多い）は医療機関を中心に使用され，ユニバーサルデザインフードやスマイルケア食は市販製品の分類であり，主に在宅や高齢者福祉施設で使われることが多い．適切な食事形態をどの職種・施設でも提供できるように，医療関係者はそれぞれの分類がどのように関連しているか把握しておく必要がある．

**3）嚥下手技**

嚥下手技を用いて嚥下運動の一部を随意的に調整することで嚥下動態を変化させ，より安全な嚥下を促進する目的で実施する．使用頻度の高い嚥下手技には息こらえ嚥下，強い息こらえ嚥下，メンデルソン手技，努力嚥下がある．若年健常者が実施すると比較的容易にできるが，高齢な嚥下障害患者の場合は手技の獲得が容易でないこともある．導入は実際の食事場面で始めず，食物を使用

しない間接訓練として手技を習熟しながら始める
ことが望ましい．認知機能低下がある患者では実
施できない嚥下手技も多い．

## まとめ

　高齢者の摂食嚥下リハビリテーションにおい
て，嚥下訓練は間接訓練・直接訓練ともに非常に
重要なものである．種類が多いため，それぞれの
特徴を把握して，患者の適応を考慮して選択する
ことで，より質の高い摂食嚥下リハビリテーショ
ンを提供できる．今後，さらに進む高齢化に対し
て，予防を含めて嚥下訓練のニーズは高まること
が予想される．常に最新の情報を得て，質の高い
訓練を提供できることが求められる．

## 文　献

1) Namiki C, Hara K, Tohara H, et al：Tongue-pressure resistance training improves tongue and suprahyoid muscle functions simultaneously. Clin Interv Aging, **22**：601-608, 2019.

2) McKenna VS, Zhang B, Haines MB, et al：A Systematic Review of Isometric Lingual Strength-Training Programs in Adults With and Without Dysphagia. Am J Speech Lang Pathol, **17**：524-539, 2017.

3) Smaoui S, Langridge A, Steele CM：The Effect of Lingual Resistance Training Interventions on Adult Swallow Function：A Systematic Review. Dysphagia, doi：10.1007/s00455-019-10066-1,2019.[Epub ahead of print]
　Summary 最新の舌筋力訓練に関するシステマティックレビュー．

4) Robbins J, Gangnon RE, Theis SM, et al：The effects of lingual exercise on swallowing in older adults. J Am Geriatr Soc, **53**：1483-1489, 2005.

5) Robbins J, Kays SA, Gangnon RE, et al：The effects of lingual exercise in stroke patients with dysphagia. Arch Phys Med Rehabil, **88**：150-158, 2007.

6) Steele CM, Bailey GL, Polacco RE, et al：Outcomes of tongue-pressure strength and accuracy training for dysphagia following acquired brain injury. Int J Speech Lang Pathol, **15**：492-502, 2013.

7) Steele CM, Bayley MT, Peladeau-Pigeon M, et al：A Randomized Trial Comparing Two Tongue-Pressure Resistance Training Protocols for Post-Stroke Dysphagia. Dysphagia, **31**：452-461, 2016.

8) Lazarus C, Logemann JA, Huang CF, et al：Effects of two types of tongue strengthening exercises in young normals. Folia Phoniatr Logop, **55**：199-205, 2003.

9) Oh JC：Effects of tongue strength training and detraining on tongue pressures in healthy adults. Dysphagia, **30**：315-320, 2015.

10) Park JS, Kim HJ, Oh DH：Effect of tongue strength training using the Iowa Oral Performance Instrument in stroke patients with dysphagia. J Phys Ther Sci, **27**：3631-3634, 2015.

11) 矢野実郎，山本五弥子，横山友徳ほか：若年健常者における舌筋力訓練の効果．日摂食嚥下リハ会誌，**22**：120-126, 2018.

12) Yano J, Yamamoto-Shimizu S, Yokoyama T, et al：Effects of anterior tongue strengthening exercises on posterior tongue strength in healthy young adults. Arch Oral Biol, **98**：238-242, 2019.
　Summary 舌前方の筋力訓練が舌後方に影響することを明らかにした論文．

13) Shaker R, Kern M, Bardan E, et al：Augmentation of deglutitive upper esophageal sphincter opening in the elderly by exercise. Am J Physiol, **272**：G1518-G1522, 1997.

14) Maeda H, Fujishima I：Optimal load of head-raising exercise-sustained head-lift time and number of head-lift repetitions in Japanese healthy adults. Deglutition, **2**：82-88, 2013.

15) 杉浦淳子，藤本保志，安藤　篤ほか：頭頸部腫瘍術後の喉頭挙上不良を伴う嚥下障害例に対する徒手的頸部筋力増強訓練の効果．日摂食嚥下リハ会誌，**12**：69-74, 2008.

16) 岩田義弘，寺島万成，長島圭士郎ほか：高齢者に対する頸部等尺性収縮手技(chin push-pull maneuver)による嚥下訓練—自己実施訓練の効果—．耳鼻，**56**：S195-S201, 2010.

17) 日本摂食嚥下リハビリテーション学会医療検討委員会：訓練法のまとめ(2014 版)．日摂食嚥下リハ会誌，**18**：55-89, 2014.

18）Kılınç HE, Arslan SS, Demir N, et al：The Effects of Different Exercise Trainings on Suprahyoid Muscle Activation, Tongue Pressure Force and Dysphagia Limit in Healthy Subjects. Dysphagia, doi：10.1007/s00455-019-10079-w.2019.［Epub ahead of print］

19）Wada S, Tohara H, Iida T, et al：Jaw-opening exercise for insufficient opening of upper esophageal sphincter. Arch Phys Med Rehabil, **93**：1995-1999, 2012.

20）Yoon WL, Khoo JK, Rickard Liow SJ：Chin tuck against resistance(CTAR)：new method for enhancing suprahyoid muscle activity using a Shaker-type exercise. Dysphagia, **29**：243-248, 2014.

21）Kim HH, Park JS：Efficacy of modified chin tuck against resistance exercise using hand-free device for dysphagia in stroke survivors：A randomised controlled trial. J Oral Rehabil, **46**：1042-1046, 2019.

22）Yano J, Yamamoto-Shimizu S, Yokoyama T, et al：Effects of Tongue-Strengthening Exercise on the Geniohyoid Muscle in Young Healthy Adults. Dysphagia, **35**：110-116, 2020.
Summary 舌筋力訓練でオトガイ舌骨筋が筋肥大することを示した論文.

23）稲本陽子, Kannit Pongpipatpaiboon：嚥下練習. 稲本陽子ほか（編）：96-119, リハビリテーション医学に基づいた摂食嚥下障害の評価・対応：日本語版. 医歯薬出版, 2019.

24）才藤栄一, 木村彰男, 矢守　茂ほか：嚥下障害のリハビリテーションにおける videofluorography の応用. リハビリテーション医学, **23**：121-124, 1986.

25）藤谷順子, 宇山理紗, 大越ひろほか：日本摂食・嚥下リハビリテーション学会嚥下調整食分類 2013. 日摂食嚥下リハ会誌, **17**：255-267, 2013.

MB ENT, 252：49–57, 2020

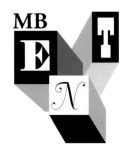

◆特集・高齢者の誤嚥をみたらどうするか

# 嚥下障害に対する手術
## ―いつどのような例で手術に踏み切るか―

二藤隆春*

**Abstract** 嚥下障害に対する手術には嚥下機能改善手術と誤嚥防止手術があり，保存的治療が無効な場合に検討される．嚥下機能改善手術は，喉頭機能を温存しつつ咽頭の通過効率を高めて経口摂取をめざす様々な手術法の総称である．精神・身体機能が保たれているワレンベルグ症候群や筋疾患は良い適応であるが，不顕性誤嚥や呼吸機能障害を伴う高齢者では慎重に判断すべきである．誤嚥防止手術は，反復性の誤嚥性肺炎や制御困難な唾液誤嚥が改善する見込みがない患者に対して，気道と食道を分離して誤嚥を確実に回避することを目的として実施する．術後は発声機能が失われ，永久気管孔が必要となる．進行性の神経難病や失語を伴う脳血管障害は良い適応である．近年ではシャントを用いて発声機能を維持する手術法も考案されている．原因疾患や各手術法の特徴を理解したうえで，患者ごとに異なる状態や希望に沿った手術法を選択し，適切な時期に実施することが重要である．

**Key words** 嚥下障害(dysphagia)，外科的治療(surgical treatment)，嚥下機能改善手術(surgery for improving function of swallowing)，誤嚥防止手術(surgery for preventing aspiration)，手術適応(surgical indication)

## はじめに

　嚥下障害に対する手術は，嚥下訓練や栄養管理などの保存的治療を十分に行っても，経口摂取が困難であったり，誤嚥性肺炎を反復したりする場合に検討される．喉頭機能を温存しつつ経口摂取をめざす「嚥下機能改善手術」と，発声機能を失うが誤嚥を確実に回避することを目的とした「誤嚥防止手術」がある[1]．適応を誤らなければ嚥下に関連する諸問題で一定の改善が得られるが，実際の臨床では侵襲的治療である手術を実施するタイミングを誤りかねない状況にも遭遇する．本稿では，嚥下障害に対する手術の適応決定と実施時期について，症例を提示しながら解説する．

### 嚥下機能改善手術

　嚥下機能改善手術は喉頭機能を温存しながら，誤嚥を減らし，食塊の咽頭通過効率を高める様々な手術法の総称であり，機能障害の存在する部位や程度に応じ，単独で，または組み合わせて実施される．輪状咽頭筋切断術と喉頭挙上術が代表的な手術法である．

### 1. 手術法

　嚥下機能改善手術は，① 咽頭内圧上昇，② 食道入口部開大，③ 喉頭挙上，④ 喉頭閉鎖の強化を目的とした様々な手術法が考案されている[1]．主要な手術法の特徴を表1に示す．

　輪状咽頭筋切断術(切除術)は，上部食道括約筋である輪状咽頭筋の一部を切除することにより，食道入口部の通過抵抗を減弱させる手術である．従来より頸部外切開による手術が行われてきたが[2]，近年は経口的な手術も普及しつつある[3]．両者はそれぞれ特徴があり，術者の考えや患者の状態などから選択されているが，経口的手術は開口

* Nito Takaharu，〒350-8550 埼玉県川越市鴨田1981　埼玉医科大学総合医療センター耳鼻咽喉科，准教授

表 1　嚥下機能改善手術

| 目的 | 手術法 | | 適応となる状態 | 他の効果 | 麻酔法 | 皮膚切開の要否 | 気管切開の要否 | 合併症 |
|---|---|---|---|---|---|---|---|---|
| 咽頭内圧上昇 | 咽頭弁形成術 | | 鼻咽腔閉鎖不全 | 開鼻声，共鳴の改善 | 全麻 | 不要 | 不要 | |
| | 咽頭縫縮術 | | 咽頭圧低下（咽頭麻痺） | | 全麻 | **必要** | 不要 | |
| 食道入口部開大 | 輪状咽頭筋切断術 | 外切開法 | 輪状咽頭筋弛緩不全，咽頭圧低下 | | 全麻 | **必要** | 不要 | 反回神経麻痺，食道穿孔，胃食道逆流 |
| | | 経口法 | | | 全麻 | 不要 | 不要 | 頸部・縦隔膿瘍，食道逆流 |
| 喉頭挙上 | 喉頭挙上術※ | 甲状軟骨下顎固定術／甲状軟骨舌骨下顎固定術 | 喉頭挙上障害，嚥下反射惹起遅延 | | 全麻 | **必要** | **必要** | 牽引糸の感染・断裂 |
| | | 甲状軟骨舌骨固定術 | 喉頭挙上障害 | | 全身（局麻も可） | **必要** | 不要 | |
| | 舌骨下筋群切断術 | | | | 全身（局麻も可） | **必要** | 不要 | |
| 喉頭閉鎖の強化（誤嚥減少，喀出力強化） | 声帯内方移動術 | 披裂軟骨内転術 | 声門後部閉鎖不全（一側声帯麻痺） | 音声改善 | **局麻**（全麻も可） | **必要** | 不要 | 喉頭浮腫（気道狭窄） |
| | | 甲状軟骨形成術1型 | 声門閉鎖不全（主に一側声帯麻痺） | | **局麻** | **必要** | 不要 | |
| | 声帯充填術 | 脂肪注入術 | | | 全麻（局麻も可） | 不要 | 不要 | |
| | | コラーゲン注入術 | | | **局麻** | 不要 | 不要 | |

※喉頭挙上術には食道入口部開大効果もある

制限や頸部伸展制限があると実施が困難である．嚥下造影検査（videofluorography；VF）で輪状咽頭筋圧痕像（cricopharyngeal bar；CP bar）を呈するような輪状咽頭筋の瘢痕化や弛緩不全は輪状咽頭筋切断術の絶対的適応であるが，咽頭圧低下例でも有効な場合があり検討する．

　喉頭挙上術は喉頭挙上制限や嚥下反射惹起遅延などによる物理的・時間的な食道入口部開大障害に対して，喉頭を下顎や舌骨など上方の構造物と接近させる手術法であり，甲状軟骨下顎固定術（接近術），甲状軟骨舌骨下顎固定術，甲状軟骨舌骨固定術などがある．甲状軟骨と下顎を接近させる手術では，一過性であるものの喉頭浮腫による気道狭窄が生じるため，同時に気管切開術を行う必要がある．単独でも下咽頭腔の拡大効果は得られるが，輪状咽頭筋切断術と併施することがほとんどである．甲状軟骨下顎固定術と輪状咽頭筋切断術を併施する手術法では，下顎を前突することにより食道入口部を開大させられることから，随意的上部食道口開大術（いわゆる棚橋法）とも呼ばれる[4]（図1）．

　音声・言語の改善を目的として実施される機会の多い咽頭弁形成術や声帯内方移動術，声帯充填術は嚥下機能も改善しうるが，その効果は小さく，輪状咽頭筋切断術や喉頭挙上術と組み合わせて実施されることが多い[6]．

## 2．手術適応

　嚥下機能改善手術は，嚥下訓練や栄養管理などの保存的治療を一定期間行っても嚥下機能の改善が得られない場合に検討される．咽頭期嚥下における運動障害を補填する手術であるため，嚥下障害の主たる部位が咽頭期にある症例が対象となる．また，術後に経口摂取をめざすことから，認知機能や食への意欲，姿勢を保持する身体機能が保たれている必要がある．

　実際の手術実施にあたっては，期待される効果と手術侵襲を天秤にかけて判断することとなる．術後に経口摂取が容易となり，経管栄養から離脱できる可能性が高いならば，手術の良い適応と言える．また，効果が限定的であっても，より良い状態にできるならば相対的適応として許容されるが，より低侵襲であるほうが望ましい．ただし，重度の胃食道逆流を有する患者に食道入口部を開大させる手術を行うことは，逆流による肺炎をも

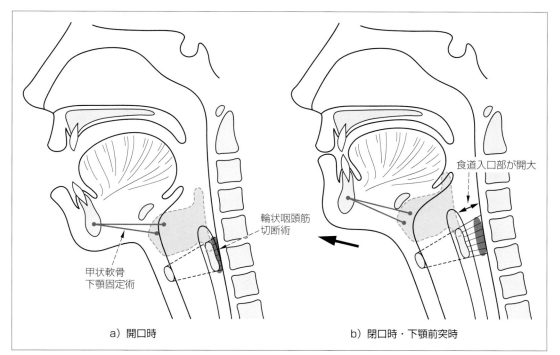

食道入口部が開大

輪状咽頭筋
切断術

甲状軟骨
下顎固定術

a) 開口時                              b) 閉口時・下顎前突時

**図 1**. 随意的上部食道口開大術(棚橋法)
（文献 5 より引用）

たらす可能性があるため，慎重に判断すべきである．

　手術効果に影響を与える要素も重要である．口腔期の障害を伴う場合は手術効果が得られにくいが，姿勢の工夫や舌接触補助床などで補える場合がある．誤嚥してもむせにくかったり，十分に喀出できない場合は，術後に安全に経口摂取を継続することが困難であり，楽しみ程度にとどまる可能性が高い．常に多量の唾液を誤嚥しているような状態では誤嚥防止手術を検討すべきである．呼吸機能が低下している場合は，呼吸リズムの不安定さから誤嚥しやすくなり，軽微な誤嚥でも肺炎を発症しやすい．一般的に気道感覚や呼吸機能が低下する傾向にある高齢者では，嚥下機能改善手術後も経管栄養を必要とする場合が多いとされているが[7]，80 代であっても良好な結果が得られる場合もあり，身体年齢や手術侵襲から適応を判断すべきである．在宅や施設での生活環境，介護環境も，治療効果の継続性に影響を与える重要な要素である．

　嚥下機能改善手術の良い適応となる疾患は，精神・身体機能が保たれているワレンベルグ症候群や頭蓋底・頸部腫瘍による下位脳神経麻痺などである．咽頭圧低下や嚥下反射惹起遅延が軽度〜中等度なら，輪状咽頭筋切断術のみで対応可能な場合も多いが，重症例では喉頭挙上術の併施が必要となる．口腔癌や中咽頭癌の再建手術後の嚥下障害にも有効である[8]．一方で，偽性球麻痺を呈する脳血管障害や神経難病は，高次脳機能や身体機能，気道反射の問題から十分な効果が得られない可能性が高い．特に，進行の速い神経難病では手術を行ってもその効果を享受できる期間が短いため，手術を行うことは稀である．ただし，封入体筋炎や多発性筋炎，眼咽頭型筋ジストロフィー，球脊髄性筋萎縮症など，緩徐進行性の神経筋疾患では嚥下機能改善手術が有効な場合もある．CP bar を呈するような病態なら，輪状咽頭筋切断術が著効する．加齢や廃用症候群など，原因が明確でない嚥下障害は予後予測が困難なうえ，全身状態が不良で不顕性誤嚥を呈することが多いため，一般的に嚥下機能改善手術の適応となりにくいが，嚥下訓練を推進させる契機とならないか検討してみる．

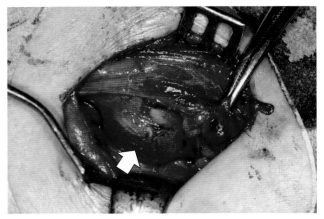

図 2. 右輪状咽頭筋切断術（症例 1）
輪状咽頭筋の切除後，経口的に食道まで挿入して
おいた尿道バルーンを拡張し（矢印），残存繊維の
有無を確認した

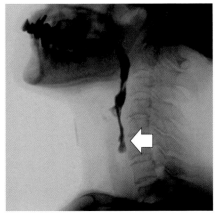

図 3. 術後 VF 所見（症例 1）
嚥下反射惹起遅延と咽頭収縮障害が
あるものの，食道入口部の通過性が
改善した（矢印）

### 3．手術実施の時期

脳幹梗塞によるワレンベルグ症候群では，3～4ヶ月間の嚥下訓練で改善が認められれば手術を必要としないとされている[9]．急性発症した嚥下障害に対する嚥下機能改善手術は，原疾患の性質や嚥下訓練の進捗状況次第ではあるが，発症後6ヶ月程度で判断することが多い．1年以上経過してから回復する場合も稀にあるため，患者が手術を希望しないならば，適切な栄養・気道管理を行ったうえで，しばらく経過観察することも可能である．逆に，手術を行うことにより訓練のレベルを一段上げることが期待できるならば，比較的低侵襲な輪状咽頭筋切断術や声帯充填術などの手術を発症早期に実施するという選択肢もある．術後の嚥下訓練で改善しない場合は追加手術を検討する．

緩徐進行性の嚥下障害では，食形態の工夫だけでは対応できず，経口摂取に時間がかかり過ぎたり，経管栄養が必要な状態となったならば，嚥下機能評価により手術適応を判断する．

頭頸部癌の再建手術後は術創部の瘢痕化により手術操作が困難となるため，術後の嚥下障害が予想される場合は，同時に喉頭挙上術や輪状咽頭筋切断術を実施することが望ましい[8]．

### 4．症例提示

**症例 1**：86 歳，女性

【現病歴】 右延髄梗塞によるワレンベルグ症候群に対して，回復期リハビリテーション病院でShaker 訓練，Mendelsohn 手技，バルーン訓練などの嚥下訓練を実施するも嚥下機能の改善なく，発症後 4 ヶ月で紹介された．

【既往歴】 著患なし

【現 症】 認知障害なし．杖歩行も ADL 自立．摂食嚥下状況のレベル（food intake level scale；FILS）は Lv.3 で，主に OE 法で栄養摂取．右軟口蓋の挙上障害，左へのカーテン徴候あり．右梨状陥凹に唾液が貯留するも気道への流入なし．右声帯は傍正中位で固定するも，発声時の声門閉鎖良好．内視鏡先端での喉頭蓋接触で声門閉鎖反射あり．VF では嚥下反射惹起遅延，喉頭挙上障害，咽頭収縮障害，誤嚥を認めた．

【経 過】 初診時に手術的治療の可能性について説明をした．手術待機中に前医で訓練を継続するも改善せず，発症後 6 ヶ月で全身麻酔下に右輪状咽頭筋切断術を施行した（図 2）．術後，VF で食道入口部の通過性が改善していることを確認し（図 3），食形態と姿勢を調整しながら，直接訓練を開始した．術後 6 週目にペースト食を全量経口摂取できるようになり（FILS Lv.4），自宅へ退院した．

【解 説】 本症例では嚥下機能改善手術により直接訓練を実施しやすい状態とし，経口摂取の自立を早めることができたと考える．手術目的で紹介されてもすぐに実施できないことが多く，また

手術という治療法があることを患者や家族に説明することで目標を持って訓練に臨むことができることから，回復期リハビリテーション病院と早期から連携しておくことが望ましい．

症例2：78歳，女性

【現病歴】　嚥下困難感出現後，2年間診断に至らず，体重が徐々に減少していた．前医でのVFでCP barを認め，筋生検，針筋電図，骨格筋MRIで封入体筋炎と診断された．免疫グロブリン療法を施行するも嚥下機能は改善せず，バルーン法も嘔気で実施困難であったため，手術目的で紹介された．

【現　症】　構音障害なし．舌，軟口蓋の運動障害なし．四肢に軽度筋力低下があるもADLは自立．唾液を頻回に喀出しており，咽頭腔の唾液貯留は少量であった．VFで咽頭収縮障害とCP barを認めた．

【経　過】　左輪状咽頭筋切断術後，液体を嚥下しやすくなったが，咽頭収縮が弱く，ペーストまでしか摂取できなかったため，半年後に喉頭挙上術を追加した．気管切開を拒否したため，甲状軟骨舌骨固定術を選択した（図4）．右頸部回旋で左梨状陥凹から食道入口部が自然に開大するようになり（図5），普通食に近い食形態でも経口摂取が可能となった（FILS Lv.8）．

【解　説】　封入体筋炎は薬物治療に抵抗するこ

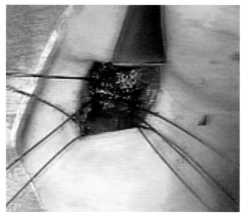

図 4. 甲状軟骨舌骨固定術（症例2）
甲状軟骨と舌骨を2号ナイロン糸で接近させ，固定した

とが多く，CP barを呈する嚥下障害には輪状咽頭筋切断術が著効する．咽頭圧低下例では効果が限定的となるため，喉頭挙上術も検討する．甲状軟骨舌骨固定術の喉頭挙上効果は大きくないが喉頭が舌骨と一体となって動くため，下顎運動の影響が喉頭に伝わりやすくなる．気管切開の必要がないことから患者の同意も得られやすい．

### 誤嚥防止手術

　誤嚥防止術は気道と食道を分離することにより，誤嚥を完全に防ぐことを目的とした手術であり，分離する部位と方法により様々な手術法が考案されている．術後は発声機能が失われ，呼吸路として永久気管孔が必要となるが，誤嚥性肺炎の予防，吸引回数の減少による介護者の負担軽減が期待でき，嚥下機能次第では経口摂取を再開する

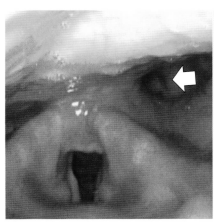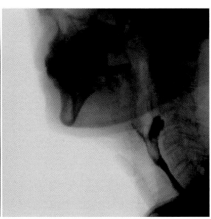

図 5. 術後喉頭内視鏡検査およびVF所見（症例2）　　　a｜b
　a：喉頭内視鏡検査所見．右頸部回旋位で食道入口部が開大するようになった（矢印）
　b：VF所見．右頸部回旋位で造影剤の良好な食道入口部通過を認めた

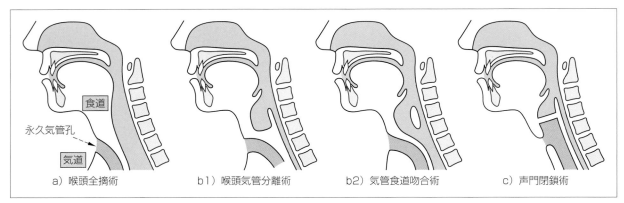

図 6. 様々な誤嚥防止手術
（文献 5 より引用）

ことができる.

## 1．手術法

これまでに誤嚥防止を目的とした多くの手術法が考案されているが，気道と食道の分離法と部位から，① 喉頭摘出，② 気管離断，③ 喉頭閉鎖の3種に分けることができる（図6）．誤嚥防止効果は同じであるが，各々の手術法には手術侵襲や術後の機能などの点で特徴があり，患者の状態や術者の経験で選択されている.

喉頭摘出による誤嚥防止術は，古典的な喉頭全摘の他，喉頭中央部切除術のような簡便化した手術法も報告されている[10]．他の手術法と比較して侵襲がやや大きいため一般的に全身麻酔で実施されるが，喉頭中央部切除術を局所麻酔で実施可能であったという報告もある[11]．輪状軟骨が切除され，かつ輪状咽頭筋が起始部で外されるため，術後の嚥下機能の点では有利である.

気管離断による誤嚥防止術には，気管を離断後に頭側断端を閉鎖する喉頭気管分離術（laryngo-tracheal separation；LTS）と，気管の頭側断端と食道を端側吻合する気管食道吻合術（tracheo-esophageal diversion；TED）がある[12)13]．喉頭を温存することから，保護者が非可逆的な方法を受け入れにくい小児患者で実施されることが多い．TED は LTS と比較して術創部の縫合不全が生じやすいが，喉頭経由での嚥下が可能となり，また食道発声により声門を用いた良好な音声が得られる場合もある．近年では，ボイスプロテーゼを用いた気管食道シャント術を併用して音声温存をめ

ざした手術法（TED with tracheoesophageal puncture；TED with TEP）も報告されている[14]．食道を開く TED は全身麻酔下で実施するが，術中に安静を保てるなら LTS は局所麻酔下でも実施可能である．その他，気管粘膜を剝離し皮弁で覆う気管弁法も考案されている[15]．

喉頭閉鎖による誤嚥防止手術は他の方法と比較して確実性が劣るとされてきたが，輪状軟骨と甲状軟骨の一部を鉗除し，閉鎖部を筋弁で補強する声門閉鎖術[16]は瘻孔が生じにくく，局所麻酔下でも実施可能であることから，近年普及している．硬い輪状軟骨の枠組みを用いて造設する永久気管孔は術後に狭小化しにくいため，気管カニューレが使用しなくてもすむ（いわゆるカニューレフリー）という利点もある．輪状咽頭筋切断術を併施するなど，術後の嚥下機能を考慮した工夫も報告されている[17]．操作の簡便性を求め，声門下レベルで閉鎖する手術法も考案されている[18]．

音声温存をめざした手術法として，前出のTED with TEP の他，喉頭蓋管形成術（Biller 法）がある[19]．喉頭蓋管形成術は頸部からのアプローチで喉頭蓋を筒状に形成する手術であり，永久気管孔を用手的に塞ぐことにより発声が可能となる．両者とも呼気が声門を通過するため良好な音声が得られる利点があり，発声機能が維持された高度嚥下障害例が適応となるが，発声可能な高次脳機能，発声時に気管孔を塞ぐ上肢機能が必要となる．TED with TEP には専門施設で定期的なボイスプロテーゼの交換が必要となる点，喉頭蓋管

形成術には喉頭蓋管内腔の調節に熟練を要する点，術創部の離開が生じる可能性がある点が課題となる．異物の留置や繊細な縫合があることから，低栄養や耐性菌保菌を伴う患者では慎重に判断する必要がある．

### 2．手術適応

誤嚥性肺炎の反復や制御困難な唾液誤嚥により，気管切開が実施されている，または必要と判断された場合，気管カニューレを留置しても誤嚥を完全に防ぐことができないため，誤嚥防止手術を検討する．基本的に不可逆的な治療となるため，症状が進行性もしくは固定化していることが前提となる．また，術後に発声機能を喪失するため，原則的に発声機能が障害され会話によるコミュニケーションが困難な症例を対象とする．誤嚥や人工呼吸器装着により気管カニューレを常時必要とし，結果的に発声できない状態でも検討される．ただし，重度の構音障害があっても発声することでコミュニケーションが成り立っている場合もあるため，一方的にその価値を決めつけてはならない．発声機能の温存を希望する場合は，TED with TEP や喉頭蓋管形成術を実施し，維持することが可能か検討する．以上の内容を患者や家族に十分説明し，同意が得られた場合にのみ手術を実施する[20]．患者との意思疎通が困難な場合は，慎重に方針を決定する．

対象となる疾患は，筋萎縮性側索硬化症（ALS）や多系統萎縮症，進行性核上性麻痺などの神経難病，意識障害や言語障害を伴う脳血管障害や頭部外傷の後遺症，脳性麻痺や遺伝子異常などが多い．高齢者では手術侵襲や慢性疾患，低栄養などによるサルコペニアから重度の嚥下障害となり，誤嚥防止手術を選択せざるを得ないこともある．

### 3．手術の実施時期

脳血管障害のように急性発症した嚥下障害において早期から症状固定の時期を見極めることは困難であり，気管切開された状態で発症後1〜2年経過し，誤嚥性肺炎を反復した時に誤嚥防止手術を検討することが多い．肺炎を発症していなくても，患者や家族が経口摂取や吸引回数減少を求めて手術を希望する場合もあるが，一定期間不変な状態が続き，回復の可能性が乏しいことを悟るまでの時間が必要である．

根治的治療法のない神経難病でも，唾液誤嚥や誤嚥性肺炎に対して気管切開術を実施するタイミングで誤嚥防止手術を検討する．早期であるほど，手術の安全性や肺炎の予防，経口摂取などの点で有利であるが，侵された機能や患者の希望などから誤嚥防止手術が良いか，気管切開術にとどめるか判断する．呼吸不全や両側声帯運動障害に対して気管切開術を行った場合でも，唾液誤嚥が多かったり，人工呼吸器を常時使用する必要があるならば，誤嚥防止手術を検討する．一期的に実施したほうが手術も容易であり，術後の気管孔トラブルも少ないが，術者が判断に迷ったり，患者が誤嚥防止手術を受け入れられない時は，気管切開術を行ってからあらためて適応を判断する．気管切開は将来選択する術式に沿った方法，位置で実施することが望ましい[21]．

### 4．症例提示

**症例3**：72歳，男性

【現病歴】　労作時の呼吸困難と嚥下困難があり神経内科を受診し，四肢，頸部筋群の萎縮や50％台の肺活量低下を認めた．精査を開始する前に重症肺炎を発症したため，気管挿管され人工呼吸器管理となっていた．長期的な呼吸管理の必要性が想定されたため，気管切開術の依頼が耳鼻咽喉科にあった．口腔からは多量の唾液が吸引されていた．

【既往歴】　高血圧，うつ病，水腎症

【経　過】　気管挿管され，嚥下機能を評価できず，本人との意思疎通も十分でなかったため，まずは気管切開術を施行した．術後は誤嚥した唾液が気管孔周囲から溢れる状態であった．針筋電図などによる精査で ALS と診断され，まず胃瘻が造設された．入院前は発声が可能であったが，進行性疾患であること，人工呼吸器が永続的に必要であること，唾液誤嚥が多く，発声可能なブロム

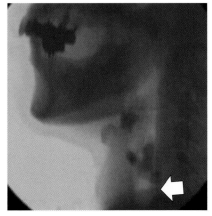

**図 7.** 術後 VF 所見（症例 3）
咽頭収縮障害を認めたが，食道入口部
の開大性は良好であった（矢印）

式気管カニューレを利用できないことなどから誤
嚥防止手術を提案した．患者および家族が手術を
受け入れたため，気管切開の 1 ヶ月後に，全身麻
酔下で喉頭中央部切除術を施行した．術後 10 日目
の VF では，咽頭収縮障害を認めたが，食道入口
部の開大性は良好であった（図 7）．在宅環境の調
整を進めながら，言語聴覚士による直接訓練を行
い，咀嚼機能が保たれていたことから普通食に近
い形態の食物を半量程度摂取できるようになり
（FILS Lv.5），自宅に退院した．

【解　説】　気管切開術を依頼された時点で
ALS と診断されていたならば，一期的な誤嚥防止
手術も考慮すべき状況であった．しかし，最初か
ら誤嚥防止手術を受け入れられる患者は一握りで
あり，いったん気管切開術を受けて，声を出せず，
食べられない状況になってから本人や家族が決断
できる場合が多い．本症例では将来的な嚥下機能
低下が想定されたため，喉頭中央部切除術を選択
した．人工呼吸器を装着しておらず局所麻酔下で
実施する場合は声門閉鎖術，若年者で喉頭温存を
望むときは LTS や TED など，状況に応じて手術
法を選択する．

## おわりに

嚥下機能改善手術と誤嚥防止手術の適応と実施
時期について解説した．原因疾患や各手術法の特
徴を理解したうえで，患者ごとに異なる状態や希
望に沿った手術法を選択し，適切な時期に実施す
ることが重要である．そのためにも，普段から所
属施設や地域の他科医師や医療スタッフがコンサ
ルトしやすい環境を作っておく必要がある．

### 参考文献

1) 日本耳鼻咽喉科学会（編）：嚥下障害診療ガイド
ライン 2018 年版：29-30. 金原出版, 2018.
2) Kaplan S：Paralysis of deglutition. a post-polio-
myelitis complication treated by section of the
cricopharyngeus muscle. Ann Surg, **133**：572-
573, 1951.
3) Halvorson DJ, Kuhn FA：Transmucosal crico-
pharyngeal myotomy with the potassium-tit-
anyl-phosphate laser in the treatment of crico-
pharyngeal dysmotility. Ann Otol Rhinol Lar-
yngol, **103**：173-177, 1994.
4) 棚橋汀路：嚥下不能症に対する機能回復手術.
名大分院年報, **9**：391-398, 1975.
5) 二藤隆春：誤嚥防止術・嚥下機能改善術. 野崎
園子（編）：84-89, 病院と在宅をつなぐ　脳神経
内科の摂食嚥下障害. 全日本病院出版会, 2018.
6) 千年俊一：嚥下障害の手術　経口的嚥下機能改
善手術. JOHNS, **35**：1347-1350, 2019.
7) 鮫島靖浩, 讃岐徹治, 兒玉成博ほか：嚥下機能
改善手術の成績に影響する因子の検討. 耳鼻,
**56**（補 2）：S169-S175, 2010.
8) Fujimoto Y, Hasegawa Y, Yamada H, et al：
Swallowing function following extensive resec-
tion of oral or oropharyngeal cancer with
laryngeal suspension and cricopharyngeal
myotomy. Laryngoscope, **117**：1343-1348, 2007.
9) 三瀬和代, 西窪加緒里, 豊島真理子ほか：当科
における Wallenberg 症候群による嚥下障害例
の検討. 耳鼻, **54**（補 2）：S129-S134, 2008.
10) 香取幸夫, 小倉正樹, 東　賢二郎：重度誤嚥に
対して喉頭中央部切除術を施行した 2 症例. 嚥
下医学, **1**：184-190, 2012.
11) 倉持篤史, 二藤隆春, 佐藤　拓ほか：局所麻酔
下で喉頭中央部切除術を施行した重度嚥下障害
の 1 例. 頭頸部外科, **29**：209-214, 2019.
12) Lindeman RC：Diverting the paralyzed lar-
ynx：a reversible procedure for intractable
aspiration. Laryngoscope, **85**：157-180, 1975.
13) Lindeman RC, Sutton D：Clinical experience

with the tracheoesophageal anastomosis for intractable aspiration. Ann Otol, **85**：609-612, 1976.

14）Umezaki T, Adachi K, Matsubara N, et al：Tracheoesophageal diversion and puncture operation for intractable aspiration：A case series. Laryngoscope, **128**：1791-1794, 2018.

15）Ninomiya H, Yasuoka Y, Inoue Y, et al：Simple and new surgical procedure for laryngotracheal separation in pediatrics. Laryngoscope, **118**：958-961, 2008.

16）鹿野真人，桑畑直史，高取　隆ほか：長期臥床症例に対する輪状軟骨鉗除を併用する声門閉鎖術．喉頭，**20**：5-12, 2008.

17）金沢英哲，藤島一郎：声門閉鎖術時に輪状咽頭筋起始部離断術を併施する新たな術式と効果．嚥下医学，**1**：374-378, 2012.

18）内田真哉，足立直子，西村康彦ほか：声門下喉頭閉鎖術による誤嚥治療．耳鼻臨床，**101**：121-126, 2008.

19）Biller HF, Lawson W, Baek SM：Total glossectomy. A technique of recon-struction eliminating laryngectomy. Arch Otolaryngol, **109**：69-73, 1983.

20）田山二朗：上部消化管運動機能の障害　誤嚥の手術的治療．日気食会報，**46**：387-393, 1995.

21）二藤隆春：気管切開術．嚥下医学，**5**：23-25, 2016.

MB ENT, 252：58-62, 2020

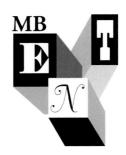

◆特集・高齢者の誤嚥をみたらどうするか

# 嚥下障害診療における多職種連携の進め方

津田豪太*

**Abstract** 様々な疾患の一症状である嚥下障害の診断と治療に関与する医療職種は多岐にわたる．症例によってかかわる職種もばらつきがあるし，かかわる内容も経時的に変化していく．そのため，限られた医療職種だけでの対応では限界があり，治療期間の延長や治療ゴールへの未達成につながりかねない．そこで，嚥下臨床ではなるべく多くの医療職種と連携し，適切なタイミングで各々の職種の特徴を活かした介入をすることが診断と治療の両面で重要である．また，比較的治療期間がかかる領域なので，単一医療機関で完結することは稀で，複数の医療機関や介護事業との連携も必要となってくるので，今回は嚥下臨床に関与する医療職種の特徴をまとめてみた．我々耳鼻咽喉科医は比較的機動力があり詳細な評価も可能である嚥下内視鏡検査で診断を中心にチームに参加するが，それ以外の他科の医師・コメディカルスタッフと連携して患者ごとの病状を把握してゴールを設定し協力しあうことになる．

**Key words** 医療連携(medical cooporation)，介護連携(coordination of care)

## はじめに

嚥下障害の原因となる疾患は実に多岐にわたるため，症例ごとに重症度や個人差が大きい．原疾患の臨床経過によって嚥下障害の推移も様々なので，その治療に関与すべき医療職種も治療内容も症例によって異なる．単一医療機関のみで治療が完成することは比較的稀で，急性期・亜急性期・回復期・療養期・在宅期・終末期と状況によって対応の内容や積極性も変化していく．つまり，常に個人対応での医療でなり，症例ごとに必要な医療職種が適切なタイミングで介入できる体制を構築することが重要な医療多職種介入によるチーム医療が行われるべき領域ということになる．

## 嚥下診療に連携する医療職種の特徴

まず，連携をするために，嚥下障害治療に関与する医療職種の特徴を把握する必要がある．

嚥下治療に関与する医師としては各科の主治医と我々耳鼻咽喉科医以外でリハビリテーション医・脳神経内科(脳神経外科)・呼吸器内科・消化器内科・胸部外科・かかりつけ医(往診医)などとなる．

嚥下治療の多くがリハビリテーションを中心とした保存的治療なのでリハビリテーション医の協力は重要である．全身状態の評価や治療計画の立案で関与することと，何よりもリハビリテーションスタッフを統括しているので，スタッフの割り振りを適切に行ってくれる．

嚥下障害の原疾患としてもっとも多い脳血管障害や対応が難しい神経筋疾患・変性疾患などを専門とする脳神経内科医の協力は診断や病状把握の際に重要である．施設によっては脳神経外科医が担当することもある．

嚥下障害は重症化するとしばしば誤嚥性肺炎を発症し，その反復によって体力を含めた全身状態は顕著に低下していく．肺炎の適切な診断や抗菌薬選択については呼吸器内科医が専門であり，ま

* Tsuda Gota，〒285-8765 千葉県佐倉市江原台2-36-2 聖隷佐倉市民病院耳鼻咽喉科・摂食嚥下センター，センター長兼部長

た，近年増加している COPD は病状が進行すると呼吸回数増加に伴い，疲労による嚥下困難や誤嚥時の喀出が不十分になりやすく日常的な対応（ケア）を必要とする．元々，安定した呼吸の支えがなければ嚥下障害治療は成立しないので呼吸器内科との連携は重要である．

同様に近年増加している病態の1つとして逆流性食道炎があるが，逆流からの少量の誤嚥（micro aspiration）が誤嚥性肺炎の誘因になっている場合の対応や，種々の原因で誤嚥リスクが高い状態の際の PEG 造設には消化器内科医の協力が必要である．

迷走神経周囲を手術で扱う外科系はある程度の確率で喉頭麻痺が術後に発生し，それによる嚥下障害や嗄声へはなるべく早期からの介入が望ましい．そのような際にすぐ連絡できる関係を構築しておくことは，術後合併症対策の1つとして急性期病院では大切である．

多くの嚥下障害症例はある程度の治療で病状が安定したり，改善が望まれない状態になったりすると在宅や施設での対応になっていく．療養の場を担当するかかりつけ医（往診医）は，広く全身を管理の一環として嚥下障害への対応をお願いすることになる．

医師以外で嚥下障害治療に連携する職種としては，看護師（摂食嚥下認定看護師）・言語聴覚士（ST）・理学療法士（PT）・作業療法士（OT）・管理栄養士・歯科医・歯科衛生士・薬剤師・放射線技師・ソーシャルケースワーカー（MSW）・ケアマネージャー・介護福祉士とさらに多岐にわたる．

病院でもっともスタッフとして多い看護師は，日々の状態観察・評価にはじまり口腔ケアや訓練（間接的・直接的）など色々な場面で介入する．評価や状況把握にとどまる場合もあるが，十分な専門的研修を受けている摂食嚥下認定看護師がいれば治療場面にもより積極的に介入し，さらに院内での研修などで啓発する活動も行ってくれる．

一般に嚥下治療の中心となるのはリハビリテーションスタッフの ST だが，看護師同様のスク

リーニング評価に加えて，構音機能検査や高次脳機能検査などで嚥下機能評価を詳しく行い，その結果を踏まえて実際の訓練（間接的・直接的）では比較的重症例・難治例を担当することが多い．

PT は四肢体幹の筋力訓練による姿勢安定性の向上による摂食動作の改善や誤嚥時の喀出・排痰を目的とした呼吸訓練を行う．

OT は安定した直接的訓練ができるための体幹安定できる姿勢調整と自助具を中心とした装具の工夫で治療に参加する．

いくら嚥下機能の改善に努めても，食塊を嚥下可能な状態に咀嚼できなければ，栄養手段として成立しない．咀嚼を含めた口腔器官の管理改善には歯科医（口腔外科医）の協力は必須であり，一般的な歯科治療・補綴治療に加えて，口腔内プロテーゼ（PAP）などの専門的口腔内装置の作成も時として必要になる．

最近では，口腔ケアという用語も普通に使われるようになってきているが，歯周病が明らかだったり歯牙欠損が目立ったりする症例での確実な口腔清拭には歯科衛生士の専門的口腔ケアが必要である．義歯の安定に加えて，口腔環境の改善は誤嚥性肺炎の予防や唾液分泌の改善など多くの効果が得られる．

「食べられるようになって体力がつく」ことが理想であるが，嚥下障害が遷延していると「体力がなくて食べられない」状態に留まってしまっていることがしばしばある．低栄養の改善には管理栄養士の協力は必須である．まず，主観的包括的栄養評価（SGA）で栄養状態の評価をはじめ，栄養指導や必要栄養量の算出を行い，いわゆる嚥下食の提供や，もしくは経静脈栄養や経腸栄養など代替栄養手段の提案をしてくれる．

自施設での治療が一段落して医療機関への転院ではなく，介護施設への移動や自宅退院となるめどがついた時点で前述のかかりつけ医への連絡も必要だが，それ以上に移動する施設や自宅での対応を決める際に担当のケアマネージャーなどへ必要事項を申し送ってくれるのが MSW である．介

護認定によって介入できる資源も限定されるので MSW との連携は社会復帰へ向けて大切である.

他職種の特徴を把握することと同時に重要なこととして,我々耳鼻咽喉科医が嚥下障害臨床でどのような関与ができるかを周囲に知ってもらうことである.通常の臨床の中で日常的に咽喉頭の診察として行っている内視鏡を用いた嚥下内視鏡検査(VE)では,咽喉頭の器質的異常の有無のみなく咽喉頭の知覚や誤嚥のリスクなど局所評価を経時的に関与していけることや,重症呼吸不全症例や頭頸部癌症例への気管切開術やその後のカニューレ管理をすることで発声や嚥下訓練開始の評価,そして,難治例や保存的治療抵抗例へ嚥下機能改善手術や誤嚥防止手術などの外科的対応ができることなどは専門性のある医療行為である.

## 院内連携

対応する原疾患やそのタイミングによって異なる部分はあるが,おそらく耳鼻咽喉科医が常勤でいるのは急性期を中心とした総合病院がほとんどなので,急性期病院での院内連携について考えていく.

自科発生の頭頸部癌治療による嚥下障害であれば,看護師による日常業務内の口腔ケアに始まり,口腔状態の悪化があれば歯科経由での歯科衛生士による専門的口腔ケアをお願いする.一方で,リハビリテーション科受診で ST を中心とする嚥下リハビリテーションを行う.食事内容の変更は管理栄養士に相談し,経口摂取量の不足が顕著な場合は院内組織である栄養サポートチーム(NST)にその管理をお願いする.

前述の嚥下障害に関連ある科から他科依頼がきた場合には,外来に移動できるなら外来ユニットで VE などの評価を行う.もし,ベッド上安静のレベルで病室まで移動できる内視鏡がない場合にはスクリーニング検査が精一杯になってしまうので,できれば外来の内視鏡ユニットを病棟まで移動できるようにするか,往診用のコードレス内視鏡を購入するべきである.そして,諸科の医師に

耳鼻咽喉科として内視鏡による嚥下診断の簡便性や正当性を説明し,どの疾患であっても原疾患の治療が最優先だが,時間が経つと嚥下の病態が変化してしまい,元の状態がわかりにくくなるので,できるだけ早期に嚥下機能評価を依頼してもらえるような相互関係を作ることが望ましい.

さて,実際には,患者の毎日の変化をみている看護師や,嚥下治療の反応を担当しているリハビリテーションスタッフの評価がもっともリアルタイムなので,いわゆるコメディカルスタッフが不安なく対応できるように,診断や治療で不明なことや問い合わせたいことが生じた場合に孤立しないでチーム内で相互に相談できる方法を考えておくべきである.フランクに直接医師に相談できるのであれば問題ないが,少なくともコメディカル間で相談しやすい環境を作っておくことが基本となる.そして,そこで解決しない問題点やスクリーニング検査を行っても判断しにくい場合には,耳鼻咽喉科医へ VE などの必要性を相談し,フットワークが軽く疑問点を解消していくことが重要な連携ポイントと思われる.

そのようにして形成されていく院内連携のチーム医療の中で耳鼻咽喉科医の重要な仕事は,診断と治療の両面でコーディネーターとしての役割をすることである.

嚥下障害の検査をチーム内でバラバラに行わないで,チーム内の専門性やスタッフ数,さらには検査の精度などの点を配慮して,各々の検査を担当する職種の分担をある程度決めることを勧める.たとえば,担当看護師は入院時の問診や日々の口腔内の観察や摂食状態を観察から,口腔内汚染が強く観察されたら歯科衛生士へ対応を依頼し,嚥下障害の可能性を感じたら嚥下回数をカウントする反復唾液のみテスト(RSST)や 3 ml の水を自ら飲ませて評価する改訂簡易水飲みテスト(MWST)を行う.その結果,誤嚥のリスクが高い場合や慎重な対応が必要な場合,さらに,長期絶食中の患者の場合などでは,専門性のある ST や摂食嚥下認定看護師に精査を依頼し,頸部聴診法

や実際の食物を用いて行うフードテストが行われ，医師へのVEや嚥下造影検査（VF）などの精密な検査依頼につながっていくようにすれば各職種の負担も軽減する．

また，嚥下障害治療でも単一職種に負担がかかり過ぎないように症例のレベルに応じて担当職種に分担する．嚥下の能力を表現する藤島嚥下グレードに沿っていくと，間接的嚥下訓練のみであるGr1と2では担当看護師や歯科衛生士による口腔ケアを中心に行い，口腔内や全身状態が安定し経口摂取が可能と評価した所から，Gr3〜6というもっとも難しい直接的訓練時期はSTや摂食嚥下認定看護師が治療の中心となり経口摂取を始める．そして，何らかの嚥下対応食で自立できたGr7以降は担当看護師や助手（ヘルパー）に担当してもらう．それぞれのGrで排痰・呼吸機能をPTが姿勢保持・改善をOTがサポート的に担当し，安定した姿勢での安全な経口摂取を目指していく．

医師として職種の専門性を重視した調整を行い，チーム内の状態把握とレベルアップに努めていくために配慮すべきこととして，情報の共有・ゴールの設定・明確な指示をしなければいけない．

医師同士でも，看護師・リハスタッフ・歯科関連・栄養と連携職種が増えると職種によって様々な医療用語が存在し，職種間で一致しない場合や表現の細やかさに差が生じることがある．連携しチームで行動するためには互いの表現を理解して，正確な情報の共有ができるように心がけなければいけない．たとえば，喉頭麻痺の声帯位置（正中位・副正中位・中間位・開大位）・嗄声の評価（起息性・粗糙性・努力性・無力性）・トロミの程度・リクライニング姿勢の角度・咬合できる歯牙の評価（アイヒナー分類）など臨床場面での医師の表現は伝わりにくいことがあるので，その都度よく話し合い理解し合うように心がける．

治療計画を考える時点で症例ごとの治療目標（ゴール）を決めることはチームとして共通視線で対応できるので重要だが，嚥下障害治療はある程度の治療期間が必要であるし，経過中にゴールを修正することもしばしばある病態なので，できれば，数週間で達成できそうな短期のゴールと理想を含めての最終ゴールを設定することをお勧めする．これは，治療者のみならず患者本人や家族にとっても目標が明確となり，治療意欲の維持・向上につながる．

ゴールも同様だが，検査であれば何を目的にしているのかとか，その結果で治療がどのように変わる可能性があるのかなどをあらかじめチーム内にわかりやすい表現で伝えておくことである．具体性のある指導や指示は，治療を担当するスタッフの不安軽減に大きく寄与する．

院内で継続的にチームとして嚥下障害を担当する意志があるなら，できればチームを院内組織として管理部門に認めてもらうことも重要である．責任を伴うことにはなるが，ある程度の発言権も得られるようになり，他科や他部署との連携もさらに組みやすくなる．

そして，何よりも嚥下治療で他医療職種からの協力が得られにくい原因としては，原疾患のばらつきにより理解しにくいことと治療中の誤嚥・窒息という生命にかかわる合併症が生じる可能性のある分野なので治療者が二の足を踏んでしまうことが挙げられる．つまり，嚥下治療で多職種連携を形成するためには，①病態をわかりやすく知ってもらうことと，②スタッフに治療上での不安をなるべく軽減することの2点が大切である．①に関してはカンファレンスなどで症例の嚥下障害の部位や程度に加えて原疾患の特徴を説明し，注意点を交えて個別化した治療計画をたてていくが，それでも計画通りに進まない場合に，改めてVFやVEを行ってその原因を明らかにする努力が望まれる．また，②への対応がもっとも重要であるが，治療前に本人や家族に治療の問題点やある程度のリスクがあることなどを主治医は理解しているが，急な発熱や全身状態の悪化が突然出現した場合には，改めてチームリーダーである耳鼻咽喉科医が主治医と今後の対応方法などについて相談して決めていくことが望ましい．

## 院外連携

　冒頭にも述べているが，嚥下障害は単一医療機関で完結することは比較的稀で，重症になるにつれて治療は長期に及び，急性期病院・回復期病院・療養型病院・在宅と治療担当環境は変化していく．原疾患の経過・本人の体力・本人の意欲・合併症の有無・家族の協力の程度・経済力など様々な要因が関与するため，詳細な個別対応が必要となってしまう．リハビリテーションにしても急性期の積極的な対応から，日常への順応を目的としたものへと変化していくし，治療を担当するスタッフにも制限が加わってくる．

　院内と同様に次治療施設と院外連携を形成するためには，治療内容やゴール内容などについて各々の医療職種が依頼する項目をわかりやすく紹介状で伝えることや，治療によって改善が得られた場合や病状が変化した場合などに自分の施設を受診できるように再診のタイミングを明確にすることである．最近，よく言われる表現であるが，単なる文章による紹介状のみではなく，できることなら連携する地域での勉強会などを行い，いわゆる「顔の見える連携」の構築を試みることが大切と思われる．

　さらに，障害がある程度残った状態で在宅へとつながっていくようになる場合には，医療保険とは異なる介護保険の中での対応が始まる．自宅や介護施設への退院前に院内のMSWを介してケアマネージャーと連絡をとり，デイサービスやショートステイを含めてどのようなサービスを行うのか，急変時の対応を含めた医科受診のタイミングなどを取り決めしておく必要がある．今後，国の方針で在宅でのフォローが増えていく以上，介護保険の中で何ができるのかも知っておくべきである．

MB ENT, 252：63-68, 2020

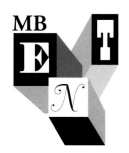

◆特集・高齢者の誤嚥をみたらどうするか

# 嚥下障害診療における地域連携の進め方

加藤健吾*1　香取幸夫*2

**Abstract**　日本社会の高齢化とともに高齢者の嚥下障害症例が増加している．高齢者の嚥下障害は加齢に伴う嚥下機能低下を背景に，低栄養，多発ラクナ梗塞，義歯不適合など複合的な要因が加わり発症することが多い．高齢者の嚥下障害では嚥下障害の根治は困難で，長期的に嚥下障害は徐々に増悪していくため，嚥下障害と「ともに生きる」必要があり，生活の場である地域での支援が必要になる．病院と比較して地域の嚥下診療は医療資源に乏しいことが多いが，病期に応じた長期的で継続的な支援が可能であるという利点を持つ．高齢者の嚥下障害例では嚥下障害に加え，身体機能・認知機能の低下，介護者の不在，ポリファーマシーなど多くの生活上の問題を抱えている場合が多く，医療・介護・行政が連携した多角的な支援が必要である．地域での嚥下診療は多職種・多施設連携に加え，医療介護連携が重要である．地域の嚥下勉強会は地域の嚥下チームを作る一助となる．

**Key words**　嚥下障害(dysphagia)，地域包括ケア(community-based integrated care)，病診連携(hospital and clinic cooperation)，医療・介護連携(medical and nursing care cooperation)，多職種連携(multidisciplinary cooperation)

## はじめに

スペインかぜが大流行した 1918～1920 年には日本の死因第一位だった肺炎は，第二次世界大戦後，抗菌薬の開発や栄養状態，保険制度の改善とともに急速に死亡数が減少した．しかし，1980 年代に入ると肺炎による死亡は再び増加に転じ，2011 年以降，日本の死因第 3 位は肺炎となった（2017 年以降，肺炎は誤嚥性肺炎と分けて発表されるようになったが，両者の合計は 2019 年の時点でなお第 3 位を占めている）．肺炎死の 9 割は高齢者であり，高齢者肺炎の 8 割以上は誤嚥性肺炎である[1]とする報告もあり，日本における肺炎死の増加は日本社会の急速な高齢化に伴い高齢者の嚥下障害症例が増加した結果を反映したものといえる．従来，嚥下障害は脳出血，脳梗塞による脳卒中後例が最多数を占めていたが，今日，加齢に伴う嚥下機能低下例が多くを占めるようになった．

急性に発症し，一定の回復が期待される脳卒中後嚥下障害とは異なり，加齢に伴う嚥下障害では一時的に回復しても長期的には徐々に増悪していくため，嚥下障害と「ともに生きる」必要がある．そのため高齢者の嚥下障害では，病気を治すための施設である病院での対応だけでは不十分であり，生活の場である「地域」で医療・介護・行政が「連携」して支援することが重要になる．

筆者は大学病院で嚥下障害の診療センターの設立と運営に携わった[2]後，専門的な嚥下診療を提供する耳鼻咽喉科クリニックを開院した．本稿では，高度専門施設と診療所双方の視点から嚥下障害診療における地域連携の進め方について考えていきたい．

*1 Kato Kengo，〒 980-0802 宮城県仙台市青葉区二日町 11-12　かとう耳鼻咽喉・嚥下クリニック，院長
*2 Katori Yukio，東北大学大学院耳鼻咽喉・頭頸部外科学分野，教授

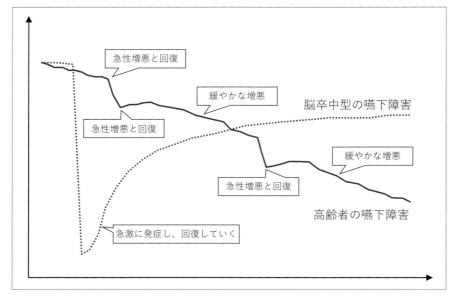

急性増悪と回復

急性増悪と回復

緩やかな増悪

脳卒中型の嚥下障害

緩やかな増悪

急性増悪と回復

高齢者の嚥下障害

急激に発症し，回復していく

図 1.
高齢者の嚥下障害の
進展様式

## 高齢者の嚥下障害の特性

　加齢に伴い，誰しも身体機能や内臓機能と同様に嚥下機能は低下していく（老嚥）が，高齢者が等しく嚥下障害を発症するわけではない．高齢者の嚥下障害を一概に「年のせい」にしてしまうのは病態を見誤ることになる．単一の病因で発症することの多い若年症例とは異なり，高齢者の嚥下障害では加齢に伴う嚥下機能の低下を背景として，多発ラクナ梗塞，低栄養，消耗，全身の筋力低下，義歯不適合，薬剤，呼吸機能低下など複数の病因が重なり発症する例が多い[3]．また，嚥下障害だけでなく，全身の身体機能の低下，認知機能低下，併存症，ポリファーマシー，介護力不足など生活上の困難を抱える例がほとんどである．発症様式は一見急性であっても以前から存在，進行していた嚥下機能低下が顕在化しただけであることが多い．発症後も嚥下機能低下は緩やかに進行し，長期的には増悪し，根治は難しい．

　これらの特性は高齢者に限定したものではなく，根治治療法が確立しておらず徐々に進行していく神経筋疾患（筋萎縮性側索硬化症，パーキンソン病，脊髄小脳変性症，筋ジストロフィーなど）や高齢化した脳性麻痺症例でも同様である．

　これらの症例では，加齢や原疾患の進行に伴う緩徐な嚥下機能の低下に加えて，肺炎，骨折，手術などのイベントに伴う嚥下機能の急性増悪とそこからの回復とを繰り返しつつ，徐々に嚥下機能が低下していく（図1）．

## 地域で嚥下診療を行うことの意義

　前述のとおり，高齢者や神経筋疾患などの嚥下障害は長期的には増悪し，根治は困難である．しかし根治が困難な病態であっても，回避可能な増悪を予防し，一時的にであれ回復を助け，障害に寄り添いQOLの維持に務めることは可能である．

　根治が難しく長期的には徐々に増悪していく嚥下障害例では，程度の差こそあれ嚥下障害と「ともに生きる」必要があり，長期的なかかわりが必要である．病院（入院）では長い経過の一部にかかわるに過ぎないが，地域（外来，在宅，施設）での嚥下診療では，長期的で継続的な支援が可能となる．

　また，嚥下障害とともに生きる生活者にとっては，摂食嚥下のみならず，全般的な生活の支援が必要である．そのため，生活の場である地域で，生活支援を行う介護や行政と連携した嚥下診療が必要となる．

## 嚥下診療における地域連携の重要性

　嚥下診療では多科・多職種による多角的なアプローチが必要だが，地域（外来，在宅，施設）では

病院に比較して医療資源が限られている．また，病院とは異なり，嚥下診療にかかわる主治医（かかりつけ医），嚥下診療を主導する医師，歯科医師，言語聴覚士，看護師，栄養士，歯科衛生士は各々の施設に分散して所属しており，病院以上に多職種連携・施設間連携が重要となる．

嚥下機能低下高齢者は嚥下機能の低下にとどまらず，認知機能低下，全身の筋力低下，栄養障害，口腔セルフケアの低下，歯牙脱落・義歯不適合，ポリファーマシー，介護力不足，経済的問題等々，多様な問題を抱えていることがほとんどであり，これらを解決するには医療の支援だけでは不十分で，介護や行政の支援が必要である．加えて，要支援・要介護高齢者のリハビリ，訪問看護は基本的に介護保険制度から提供される．この点でも，地域での嚥下診療では医療・介護連携が必要になる．

嚥下機能をはじめとした生活するための機能が低下した高齢者が人生の最後まで尊厳を保ち，自分らしい暮らしを続けるためには，居住する地域の医療，介護，保健行政が連携して包括的かつ一元的に介入する必要があり，この体制を地域包括ケアシステムという．

地域での嚥下障害においては，かかりつけ医，嚥下障害診療に精通した医師，地域病院医師，歯科医師，言語聴覚士，訪問管理栄養士，ケアマネージャー，介護施設，訪問看護師，介護士の連携が特に求められる（図2）．

### 病期に応じた地域での嚥下診療

前述のとおり，地域（外来，在宅，施設）での嚥下診療は病院に比較すると医療資源に乏しいという欠点はあるが，各人の病期に対応した，年余にわたる長期的な支援が可能という利点を持つ．地域での嚥下診療では，以下に挙げた病期に応じた対応が特に重要と考えている．

### 1．病初期：軽度障害への対応

急性発症の脳卒中後嚥下障害とは異なり，加齢に伴う嚥下障害は緩徐に発症，進行するため，初

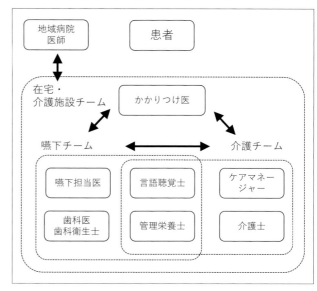

**図2.** 嚥下診療における地域連携

期は見逃されやすい．また，嚥下困難を自覚しても軽症の嚥下障害の受け皿がないことが多く，相談先を見つけられぬままに嚥下障害が進行し誤嚥性肺炎を発症して初めて問題が顕在化することも多い．そのような例ではすでに体重が減少し，肺炎による消耗が加わり全身状態不良となっていることが多く，嚥下障害への対応は苦慮することになる．低栄養や脱水，誤嚥性肺炎発症前にこれらの症例を見つけ出し，対応する必要がある．

重度障害例では低栄養や廃用のため身体機能が不良で在宅やベッドサイドでの診療や機能訓練が必要となることが多く，医療資源の点から対応が困難となることも少なくないが，軽症例では外来での対応が可能な例も多く，医療資源の有効活用という点からも重要である．

高齢者の嚥下障害発症には加齢に加え，多発ラクナ梗塞，低栄養，ポリファーマシー，義歯不適合などが存在することが多い．低栄養，薬剤性嚥下障害，義歯不適合は介入により改善，治癒が期待できるため，嚥下障害が進行して治癒困難となる前に介入することが重要である．

### 2．進行期：退院後の対応

高齢者が肺炎，骨折，手術などのため入院した場合，疾患や手術による消耗に加え，不適切な栄養管理や廃用のため，身体機能とともに嚥下機能が増悪することが多い．その結果，手術や入院を

契機に嚥下障害を発症する例や，誤嚥性肺炎治療後に嚥下機能がさらに増悪する例も稀ではない．昨今，多くの病院でNST（nutrition support team：栄養サポートチーム）や嚥下チームが設立されるようになり，入院中の低栄養や嚥下障害への対応を行う施設が増えてきたが，在院日数の短縮が求められている急性期病院では嚥下機能の十分な回復を待たずに自宅や施設へ退院せざるを得ないことも少なくない現状にある．

そのような状況で退院した後に，地域で嚥下障害に対する適切なサポートがないと，下気道感染の再燃や栄養障害から再入院が必要になる場合が少なくない．さらには，そこから入退院を繰り返して全身状態と嚥下障害が増悪し，回復不能な重度の嚥下障害を呈して胃瘻の造設や緩和医療の選択を迫られる例もある．

入院中に実施された嚥下機能評価の結果から，食事形態が制限，あるいは経口摂取を禁止されて退院する場合もある．やむを得ないことではあるが，急性期病院入院中の嚥下機能評価は入院するに至った原疾患のために全身状態が十分回復していない状態で実施されることが多く，本来の嚥下機能より不良のbad performanceをみていることが少なくない．外来や在宅で嚥下機能評価を実施できる施設が少ないこともあり，退院後，全身状態や身体機能の改善に伴い嚥下機能が改善しても嚥下機能の再評価を受ける機会がないまま絶食を強いられている場合もある．

加齢や原疾患の進行に伴う嚥下機能低下とは異なり，入院を契機とした嚥下機能障害は，早期に介入すれば栄養療法や嚥下機能訓練により改善できる場合も多い．まずは適切な食事形態の提供，栄養管理，口腔ケアの指導を行い，栄養障害や下気道感染よる再入院を防止することがもっとも重要である．そのうえで，外来あるいは訪問での嚥下機能訓練を行い，廃用の防止や嚥下機能の改善を図る．時期をみて嚥下機能の再評価を行うが，1年以上かけて経口摂取が可能となる例もあり，粘り強く支援を続ける．

### 3．終末期の対応

高齢の嚥下障害症例では，上述した軽症期や急性増悪時に適切な介入を行ってもなお，加齢や身体機能の衰えとともに嚥下機能が徐々に低下してくることは避けられない．神経筋疾患として，多発性・再燃性ラクナ梗塞症例として，あるいはヒトとしての終末期にあると考えざるを得ない症例も存在する．そのような例では，嚥下機能の改善は望めない例が多いが，生活の場である地域で適切な評価，支援を行うことによって，人生の最後まで経口摂取とQOLを維持して尊厳ある終末期を支えることは可能である．症例によっては，誤嚥防止手術を行うことにより生命予後とQOLを改善することも可能である．

## 地域での嚥下診療を構成するメンバー

病院と同様に，地域での嚥下診療では多職種が連携して介入する必要がある．地域での嚥下診療を構成する主なメンバーを以下に述べる

### 1．かかりつけ医

病院の主治医に相当する．自らの専門領域にとどまらず，担当患者の医療・介護上の問題全般について責任を持ち，主導的な役割を果たす．診療所の内科医が担当する例が多いが，特に都市部では要介護高齢者に対しても臓器別に複数の内科医が介入し，事実上かかりつけ医が不在の場合が稀ではない．かかりつけ医機能に対して診療報酬上，各種加算措置（地域包括診療料，地域包括診療加算など）が設定され，かかりつけ医の拡充が図られている．

### 2．嚥下診療を主導する医師

嚥下障害診療に対する責任を持ち，主導する医師である．実質的に歯科医師が担当している例も少なくない．嚥下障害の重症度や病態を診断し，嚥下障害に対する治療・対応の方針についてかかりつけ医（主治医）に提言し，言語聴覚士や介護職に対して嚥下障害にかかわる実際上の指示を行い，相互の連携を図る役割を果たす．嚥下診療にかかわるリスクを検討のうえ，実務を担当する医

療者・介護者へ具体的な指示を行うことによって，彼らのリスクを肩代わりして負担を軽減させるという役割も持つ．

実際の診療現場ではこの役割を果たす医師が不在で，嚥下診療についての知識・経験に乏しい主治医から包括的な指示を受けた言語聴覚士や介護職が，評価やリスク管理，効果判定，相互の連携が不十分なまま嚥下診療を行わざるを得ない例が少なくない．

## 3．地域病院医師

嚥下障害とともに生きる高齢者は，脱水や栄養障害，誤嚥性肺炎のために入院治療が必要になるリスクは常に存在する．そのような場合に緊急入院の受け皿となり，不必要な絶食を回避しつつ適切な栄養管理と下気道感染症の治療とリハビリテーションを行うことができる病院医師の存在は，地域の嚥下チームにとって心強い存在である．

2014年の診療報酬改定で新設された地域包括ケア病棟は，機能の1つとして「在宅等で療養する患者が急変した場合等の受け入れ（いわゆるsub acute）機能」が謳われており，このような場合の緊急入院（原則として最大60日間）受け入れに対応する機能を持つ．地域包括ケア病棟では，医療ケアが必要な患者を一時的（1〜2週間程度）に受け入れて介護者の休息を図るレスパイト入院や，何らかの理由で在宅療養が継続困難となり，療養先の検討が必要となった在宅患者の一時的な受け入れ先としても対応するところが多い．

逆にこれらの地域病院医師にとっても，退院後の嚥下障害を支援する地域の嚥下チームが存在することは，退院支援を行ううえで大きな助けになる．

## 4．歯科医師・歯科衛生士

う歯や歯周病の治療，義歯やPAP（palatal augmentation prosthesis：舌接触補助床）の作成と調整，衛生状態をはじめとする口腔内の評価，口腔ケアの実施と指導を行う．義歯やPAPの作成・調整は摂食嚥下機能に対する即時効果が大きく，口腔ケアは病態によらず誤嚥性肺炎のリスクを軽減させることが可能[4]であるため，嚥下機能の大幅な回復が期待できない身体機能不良，あるいは認知機能が低下し十分な嚥下機能訓練の実施が難しい高齢者には特に有用性が高いと期待される．

## 5．言語聴覚士

嚥下障害に関する専門的な知識と経験を有する．嚥下機能訓練を始めとした実務を担当し，食事形態や摂食方法について家族や看護師，介護職に指導を行うなど嚥下診療の実務上主導的な役割を果たす．病院，老人介護施設に加え，訪問看護ステーションに所属して訪問リハビリテーションを行うこともできる．耳鼻咽喉科診療所に所属し，外来リハビリテーションを行う例もあるが，現状ではごく少数に留まる．

## 6．管理栄養士

疾患を有する傷病者に対して，療養上必要な栄養指導を行う．栄養療法に留まらず，嚥下障害に適した食事形態とその調整法についても専門的な知識を有し，指導ができる．病院や老人介護施設では調理師に対して嚥下調整食の調理について指導と管理を行う．病院や施設と異なり，在宅では嚥下機能に応じた嚥下調整食を誰がどのように調理し，提供するかという現実的な問題がある．管理栄養士は介護保険や医療保険のもとに家族や本人に対して嚥下調整食の選択や調理法について具体的な指導（居宅療養管理指導，在宅患者訪問栄養食事指導）を行うことができ，地域での嚥下診療の大きな助けとなる．しかし，訪問栄養指導を実施している管理栄養士はごく少数に留まる．

## 7．ケアマネージャー

介護保険により提供される要支援・要介護高齢者の介護サービスのプラン（ケアプラン）を立案，調整する役割を持つ．要支援・要介護高齢者ではリハビリテーションや訪問看護は原則的に介護保険のもとに行われるため，生活支援に留まらず，嚥下診療においても重要な役割を果たす．

## 地域での嚥下診療における耳鼻咽喉科医の役割

耳鼻咽喉科医は摂食嚥下の場である口腔咽頭の

解剖と生理を熟知しており，外来や在宅でも実施が容易な嚥下内視鏡を行う設備と手技を持っている．高度嚥下障害患者に関しても気管切開孔の取り扱いに習熟し，嚥下改善手術・誤嚥防止手術の適応判断と実施が可能である．一方，そのほとんどが診療所や急性期病院に所属する耳鼻咽喉科医にとっては，リハビリテーションや介護の制度，回復期や生活期の医療についての知識と経験が一般に乏しく，回復期の医療や訪問診療を担う医師やリハビリ・介護職との接点が少ない点が課題となる．

前述のとおり，地域の嚥下診療では嚥下診療を主導する医師が少ない現状にあり，耳鼻咽喉科医の参加が求められる．豊富な嚥下診療経験を持つ耳鼻咽喉科医であれば，地域の嚥下チームにおいて嚥下診療を主導する医師としての役割を果たすことが期待されるが，そうでない場合でも，求めに応じて嚥下内視鏡による咽喉頭の評価，喉頭内侵入や誤嚥の有無の確認，気管孔の管理など，各人ができる範囲で地域の嚥下チームに参加すると良い．

## 嚥下障害における地域連携の進め方

これまでに述べてきたとおり，地域で嚥下診療を進めるには多職種，病診，医療介護の連携が必要である．最終的には，各地域において職種と施設をまたいだ嚥下チームを作ることが目標となる．そのためにはまず，それぞれの地域に嚥下診療を支えるどのようなメンバーがいるのかをお互いに知る必要がある．地域で嚥下障害に関する勉強会などがあれば，参加者同士，お互いを知る良い機会となる．後は実際に，連携して嚥下障害例に介入する事例を1件ずつ積み重ね，相互の信頼関係を強めて地域連携を広げていく段階となる．この段階でも，地域で症例検討会などを行うことで，連携が強化される．

## 地域連携の実例の紹介

大崎栄養サポート研究会は，宮城県の県北に位置する宮城県第三の都市である大崎市（人口13万人）で2013年に設立された嚥下障害に関する研究会である．役員は言語聴覚士と管理栄養士，ケアマネージャーで構成され，医師（筆者）と歯科医師が世話人として加わっている．当初は嚥下障害に関する勉強会や研修会を定期的に行っていたが，その後，地域の嚥下障害症例の症例検討会を行うようになった．会員は大崎市およびその周辺地域の嚥下障害に関心をもつ医療者，介護者であり，勉強会を通じて会員数は増加し，地域の医師会，歯科医師会の役員や訪問診療医も会員として加わることとなった．症例検討会では地域の困難症例を取り上げ，多職種で構成される会員が多角的な検討を行い，必要に応じて会員が介入して問題解決を図っている．

## 文　献

1) Teramoto S, Fukuchi Y, Sasaki H, et al：High incidence of aspiration pneumonia in community- and hospital-acquired pneumonia in hospitalized patients：a multicenter, prospective study in Japan. J Am Geriatr Soc, **56**(3)：577-579, 2008.
　Summary　日本全国22病院に入院した肺炎患者における誤嚥性肺炎の比率を前向きに調査した報告．70歳以上の肺炎の80%は誤嚥性肺炎と診断された．
2) 加藤健吾：口腔進行癌手術療法における術前からの摂食嚥下リハビリテーション介入．顎顔面補綴，**43**(1)：14-18, 2020.
3) 藤谷順子：高齢者の嚥下障害．Jpn J Rehabil Med. **55**(3)：234-241, 2018.
4) Yoneyama T, Yoshida M, Ohrui T, et al：Oral care reduces pneumonia in older patients in nursing homes. J Am Geriatr Soc, **50**(3)：430-433, 2002.
　Summary　老人介護施設入所中の高齢者を対象としたランダム化比較試験の報告．口腔ケア群は対照群と比較して肺炎および肺炎死がおよそ1/2だった．

# 病院と在宅をつなぐ
# 脳神経内科の摂食嚥下障害
## ―病態理解と専門職の視点―

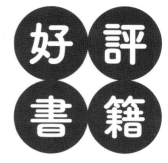

編著 **野﨑 園子**

関西労災病院 神経内科・リハビリテーション科 部長

2018 年 10 月発行 B5 判 156 頁
定価 4,950 円（本体 4,500 円＋税）

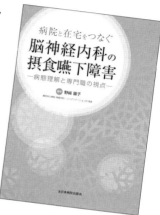

**「疾患ごとのわかりやすい病態解説＋13 の専門職の視点からの解説」**
在宅医療における脳神経内科の患者の摂食嚥下障害への介入が丸わかり！さらに、Q&A
形式でより具体的な介入のコツとワザを解説しました。在宅医療に携わるすべての方に
お役立ていただける一冊です！

## Contents

 **全日本病院出版会** 〒113-0033 東京都文京区本郷 3-16-4　Tel：03-5689-5989
www.zenniti.com　Fax：03-5689-8030

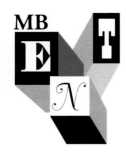

MB ENT, 252：70-76, 2020

◆特集・高齢者の誤嚥をみたらどうするか

# 認知症患者の嚥下障害への対応

木村百合香*

**Abstract** 認知症とは，「通常，慢性あるいは進行性の疾患によって生じ，記憶，思考，見当識，理解，計算，言語，判断など多数の高次脳機能の障害からなる症候群」と定義され，アルツハイマー型認知症，血管性認知症，レビー小体型認知症，前頭側頭型認知症の「四大認知症」で認知症全体の約90%を占める。

アルツハイマー型認知症は，他疾患に比し摂食嚥下障害は軽度であるとされるが，ため込みや丸呑みによる誤嚥・窒息に留意する。脳血管性認知症では，病変の局在により病態の個人差が大きいが，喉頭挙上遅延など咽頭期障害が認められ，誤嚥のリスクが高い。レビー小体型認知症は，パーキンソニズムによる口腔期・咽頭期の障害に加え，幻視による摂食障害も生じることがある。前頭側頭型認知症は，過剰摂食・食嗜好の変化が特徴であり，食環境の調整が必要となる。嚥下障害をきたす薬剤への留意も重要である。

**Key words** 嚥下障害(dysphagia)，認知症(dementia)，アルツハイマー型認知症(Alzheimer's disease)，血管性認知症(vascular dementia)，レビー小体型認知症(dementia with Lewy bodies)，前頭側頭型認知症(frontotemporal dementia)

## はじめに

本邦は，総人口における高齢者の割合が2019年9月現在28.4%に上り，世界一の「超高齢国家」である。これに伴い，認知症を有する人口も増加の一途を辿っている。内閣府の推定では，2020年の時点で，65歳以上高齢者では17.2%(602万人)が認知症を有し，さらに2030年には認知症の有病率が20%を超えると報告されている[1]。

認知症を有する症例は，摂食嚥下障害が出現することが多いことは周知の事実であるが，認知症の種類や周辺症状に関する認識なしには適切な対応は難しい。本稿では，認知症による摂食嚥下障害の概説と対応の留意点についての解説を行う。

## 認知症とは

認知症とは「通常，慢性あるいは進行性の疾患によって生じ，記憶，思考，見当識，理解，計算，言語，判断など多数の高次脳機能の障害からなる症候群」と定義され，表1のように要約される[2]。

一言で認知症といっても，原因疾患には，表2に示すように，多くの疾患が含まれており[3]，その病態は多彩である。我が国における認知症の原因疾患別の割合は，アルツハイマー型認知症(AD)が最多で67.6%，ついで血管性認知症(VaD)19.5%，レビー小体型認知症(DLB)／認知症を伴うパーキンソン病(PDD)4.2%，前頭側頭型認知症(FTD)1.0%と推定されている[4]。本邦において「4大認知症」とは，この4疾患を指す。

## 認知症と嚥下障害

認知症は，高次脳機能の障害からなる病態の総称であることから，認知症による嚥下障害は，認知機能障害による食行動の変化や口腔内における

---

* Kimura Yurika，〒145-0065 東京都大田区東雪谷4-5-10　東京都保健医療公社荏原病院耳鼻咽喉科，医長

**表 1.** ICD-10 による認知症診断基準の要約

G1. 以下の各項目を示す証拠が存在する.
　1）記憶力の低下
　　新しい事業に関する著しい記憶力の減退. 重症の例では過去に学習した情報の想起も障害され, 記憶力の低下は客観的に確認されるべきである.
　2）認知能力の低下
　　判断と思考に関する低下や情報処理全般の悪化であり, 従来の遂行能力水準からの低下を確認する.
　1), 2)により, 日常生活活動や遂行能力に支障をきたす.
G2. 周囲に対する認識（すなわち, 意識混濁がないこと）が, 基準 G1 の症状をはっきりと証明するのに十分な期間, 保たれていること. せん妄のエピソードが重なっている場合には認知症の診断は保留.
G3. 次の 1 項目以上を認める.
　1）情緒易変性
　2）易刺激性
　3）無感情
　4）社会的行動の粗雑化
G4. 基準 G1 の症状が明らかに 6 ヶ月以上存在していて確定診断される.

**表 2.** 認知症をきたす疾患

| | |
|---|---|
| **1. 中枢神経変性疾患** | **7. 神経感染症** |
| Alzheimer 病 | ウイルス性脳炎（単純ヘルペスなど） |
| 前頭側頭型認知症 | HIV 感染症 |
| Lewy 小体型認知症/Parkinson 病 | 神経梅毒 |
| 進行性核上性麻痺 | Creutzfeldt-Jakob 病 |
| 大脳皮質基底核変性症 | 亜急性硬化性全脳炎 |
| Huntington 病 | その他 |
| 嗜銀性グレイン型認知症 | **8. 自己免疫性疾患** |
| その他 | 多発性硬化症 |
| **2. 血管性認知症（VaD）** | Behçet 病 |
| 多発梗塞性認知症 | その他 |
| 小血管病変性認知症 | **9. 内分泌機能異常** |
| 慢性硬膜下血腫 | 甲状腺機能低下症 |
| その他 | 下垂体機能低下症 |
| **3. 脳腫瘍** | その他 |
| 原発性・転移性脳腫瘍 | **10. 欠乏性疾患, 中毒性疾患** |
| 傍腫瘍症候群 | 慢性アルコール中毒 |
| 髄膜癌腫症 | 一酸化炭素中毒 |
| **4. 正常圧水頭症** | ビタミン $B_{12}$ 欠乏症 |
| **5. 頭部外傷** | その他 |
| **6. 無酸素あるいは低酸素脳症** | **11. その他** |

食塊認知の障害や錐体外路症状や皮質延髄路障害による障害などの要因により, 先行期から食道期に至るまで様々な病態を呈する. いわゆる 4 大認知症の疾患概念と摂食嚥下障害の特徴について説明する.

## 1. アルツハイマー型認知症（Alzheimer's disease；AD）

アルツハイマー型認知症は, 海馬・側頭葉内側面の障害により, 初期から近時記憶, エピソード記憶が障害されるのが特徴で, 物の置き忘れや出来事自体を丸ごと忘れること, 取り繕いから周囲に気づかれることが多い. 即時記憶がはじめに障害され, 重度ではほとんどすべての記憶が障害される. 進行に伴い, 見当識障害や頭頂葉症状（視空間認知障害や構成障害）が加わる. 病初期に認知機能障害以外の局所神経症候を認めることは稀で, パーキンソニズムや錐体路徴候は末期になると出現する. 神経病理学的には, 嗅内皮質から海馬を含む辺縁系, その後, 大脳皮質への神経原線維変化と老人斑の広がりが臨床経過と一致する.

画像所見上, 頭部 MRI における海馬・嗅内皮質・扁桃体を中心とした側頭葉内側の萎縮や,

**表 3**. DSM-5 による Alzheimer 型認知症の診断基準

```
A．認知症の診断基準に一致
B．少なくとも 2 つ以上の認知機能領域で障害が潜行性に発症し緩徐に進行する
C．ほぼ確実な Alzheimer 型認知症：1 か 2 のどちらかを満たす
  1．家族歴または遺伝学的検査から Alzheimer 病の原因遺伝子変異がある
  2．以下の 3 つすべてがある.
    a．記憶・学習の低下および他の認知機能領域の 1 つ以上の低下
    b．着実に進行性で緩徐な認知機能低下で，進行が止まることがない
    c．混合性の原因がない（他の神経変性疾患や脳血管障害，他の神経疾患，精神疾患，全身疾患など）
  疑いのある Alzheimer 型認知症：1 か 2 を満たさない場合
D．脳血管障害，他の神経変性疾患，物質の影響，その他の精神・神経疾患または全身疾患ではうまく説明できない
```

（文献 5 より引用）

SPECT，FDG-PET による両側側・頭頂葉と後部帯状回の血流低下や糖代謝障害が画像診断上の特徴であり，臨床上の記憶障害の存在と合わせて，AD と診断される．DSM-5 による AD の診断基準を表 3 に示す[5]．

AD における摂食嚥下障害は，VaD や同じ変性性認知症である DLB や FTD に比し，進行してから出現する[6]．中核症状である記憶障害・失行・失認および実行機能障害により，食事環境や提供された食物の把握や適切な注意が困難となり，Leopold の摂食嚥下 5 期モデルでいう「先行期・準備期・口腔期」の障害が先行する．咽頭期嚥下運動の障害は認められなくても，食事への興味を失うことにより栄養障害を生じることも稀ではない．VaD との嚥下造影検査（VF）所見を比較した報告では，AD 群は VaD 群に比し，咽頭期嚥下運動の障害は軽度である一方，口腔内移送時間の延長が認められている[7]．AD では，口腔内での食塊の認知や嗅覚・味覚障害による感覚入力の障害により，口腔内移送時間が延長し，ため込みによる誤嚥・窒息のリスクがある．一方で，食事に関連した動きの予測が困難となるために，咀嚼せずに丸呑みしてしまったり，嚥下の途中に呼吸や会話をすることで誤嚥・窒息につながることもある．末期になると，咽頭期嚥下運動の惹起遅延などの咽頭期嚥下運動の障害も出現する．

AD による先行期・認知期・口腔期の障害に対する対応としては，食事の「きっかけ」がつかめない「摂食開始困難」が強くかかわっているという報告があり[8]，食事開始を促す環境調整が重要である．さらに，食物認識が障害され，口腔内で適切な食塊形成がなされずに固形部分と水分が分離し，水分で誤嚥するケースや，摂食中の発語により嚥下と吸気のタイミングが合わず誤嚥するなど自立摂食しているケースでも，誤嚥のリスクがあることを念頭におく必要がある．口腔内での食物処理の状況を把握しながらの介助や，姿勢の調整，食具や食卓の調整，ペーシングの声かけなどを行う．さらに病状が進行すると，処理可能な量を超えた食物を口腔内に溜め込んだり，食事中に覚醒レベルが低下したりすることで，咽頭期嚥下機能が保たれていても窒息に至ることがある．介助者に対して，一口一口嚥下反射が生じていることを確認しながら食事介助を行うこと，咀嚼運動が止まった時には，頰や顎下部のマッサージを行い刺激したりすることなどを心がけるよう指導する．

**2．血管性認知症（vascular dementia；VaD）**

血管性認知症（VaD）は，脳血管障害（cerebrovascular disease；CVD）に関連して出現した認知症の総称である．その診断の要諦は ① 認知機能障害があり，② CVD があり，③ 両者に因果関係がある，の 3 点である．DSM-5 による診断基準を表 4 に示す[9]．

VaD における摂食嚥下障害は，脳血管障害の局在による神経症候による修飾が加わり，様々な病態を呈し，個人差が大きい．Suh らによる AD と VaD の VF による嚥下機能評価の比較では[7]，VaD において咀嚼能力と食塊形成能力の低下，喉頭挙上の遅延や喉頭蓋機能の低下（翻転しない），誤嚥（特に不顕性誤嚥）が有意に生じていた．口腔期における咀嚼や食塊形成能の低下は，皮質延髄

表 4. DSM-5 による Major vascular neurocognitive disorder

A. その基準が major cognitive disorder に合致すること.
B. 臨床像は次のいずれかで示唆される血管性の特徴を有すること.
　1. 認知機能障害の発症が, 1つ以上の脳卒中発作に時間的に関連する.
　2. 障害が情報処理速度を含む複合的な注意力, 前頭葉性の遂行機能に顕著である.
C. 病歴, 理学所見, 神経画像所見から, 認知機能障害を十分に説明しうる程度の脳血管障害が存在する.
D. 症状は他の脳疾患や全身疾患で説明されないこと.

**Probable vascular neurocognitive disorder**
以下の項目の少なくとも1つを満たす. それ以外は possible vascular neurocognitive disorder とする.
　1. 臨床基準が脳血管障害に起因する神経画像の異常で説明可能である.
　2. 認知機能障害の発症が, 1つ以上の文書記載のある脳卒中発作に時間的に関連する.
　3. 臨床的および遺伝学的な脳血管障害の証拠がある(例：CADASIL).

**Possible vascular neurocognitive disorder**
臨床像が一致しても, 神経画像が得られない場合や, 認知機能障害の発症が1つ以上の脳卒中発作に時間的に関連することが確認できない場合.

（文献 9 より引用）

表 5. DSM-5 による Lewy 小体病を伴う認知症(major cognitive disorder with Lewy bodies)

A. 認知症の基準を満たす.
B. その障害は潜行性に発症し緩徐に進行する.
C. その障害は中核的特徴および示唆的特徴の組み合わせによるほぼ確実(probable)な Lewy 小体病を伴う認知症または疑いのある(possible)Lewy 小体病を伴う認知症の基準を満たす.
　ほぼ確実(probable)な Lewy 小体病を伴う認知症では, 2つの中核的特徴, または1つ以上の中核的特徴と1つの示唆的特徴を持つ.
　疑いのある(possible)Lewy 小体病を伴う認知症では, 1つの中核的特徴のみ, または1つ以上の示唆的特徴を持つ.
　1. 中核的な特徴：
　　a. 著しく変動する注意および覚醒度を伴う認知の動揺
　　b. よく形作られ詳細な, 繰り返し出現する幻視
　　c. 認知機能の低下に引き続いて起こる自然に発生したパーキンソニズム
　2. 示唆的な診断的特徴
　　a. レム期睡眠行動異常症の基準を満たす
　　b. 重篤な神経遮断薬に対する過敏性
D. その障害は脳血管障害, 他の神経変性疾患, 物質の作用, または他の精神疾患, 神経疾患, 全身性疾患ではうまく説明されない.

（文献 11 より引用）

路からの三叉神経や舌下神経への出力異常によるものであり, 喉頭挙上遅延や喉頭蓋機能の低下は, 皮質下白質や脳室周囲白質といった皮質延髄路での障害により, 迷走神経への出力障害が生じたものである. したがって, VaD の摂食嚥下障害に対する介入方法としては, 認知機能障害により生じる先行期・認知期の障害に対する食事環境の調整の他に, 咀嚼や喉頭挙上を促す機能訓練(口腔リハビリテーションや嚥下おでこ体操など)が有効である.

## 3. レビー小体型認知症(dementia with Lewy bodies；DLB)／認知症を伴うパーキンソン病(Parkinson's disease with dementia；PDD)

DLB は変動する認知障害, パーキンソニズム, 繰り返す具体的な幻視, うつ症状, 妄想, アパシー, 幻視以外の幻覚などの精神症状, 転倒や失神の病歴, レム期睡眠異常行動など, 特徴的な症候を有する疾患である(表5)[11]. 認知症は DLB の中心的な症状ではあるが, 病初期には必ずしも認知症症状は前景に立たず, うつ症状などの精神症状が目立つことがしばしばある. PDD とは, 同一の疾患スペクトラム(レビー小体病)に属しており, パーキンソニズムと認知症症状の出現する順番の違いによって, 臨床上異なった呼称(DLB あるいは PDD)が使われている. 神経病理学的には, α-シヌクレイン陽性のレビー小体が脳幹, 辺縁系, 大脳新皮質の他, 腸管神経叢や嗅球など広く分布している. 画像所見上は, SPECT あるいは PET にて, 大脳基底核におけるドパミントラ

**表 6**. FTD の臨床診断基準

性格変化と社会的行動の障害が経過を通じて優位な症状. 知覚・空間的能力・行為・記憶といった道具的認知機能は正常か, 比較的良好に保たれる.
Ⅰ. 中核となる診断的事項：(臨床診断にはすべて必要)
　1）潜行性の発症と緩徐な進行（少なくとも 6 ヶ月）
　2）早期からの社会的対人行動の障害
　3）早期からの自己行動の統制障害
　4）早期からの情意鈍麻（粗野で相手の感情を考えない）
　5）早期からの病識の欠如
Ⅱ. 支持的事項
　1）行動面の異常：衛生や身なり障害, 精神面での硬直化や柔軟性の低下, 注意力の散漫・維持困難, 過剰摂食・食嗜好の変化, 保続的行動と常同行動, 道具の強迫的使用
　2）言語障害：進行性の発語量の減少, 常同言語, 反響言語, 保続, 無言症
　3）理学的所見：原始反射, 失禁, パーキンソニズム, 低血圧・血圧の変動
　4）検査：前頭葉機能検査で障害, 脳波異常なし. 画像検査で前頭・側頭葉前部で異常が顕著

（文献 18 より）

ンスポーター取り込み低下と, 後頭葉の血流低下が認められる.

　DLB/PDD における摂食嚥下障害は, AD に比較し, 咽頭期の障害が高度である. Londos らの報告によれば, 96％で咽頭期の障害（嚥下運動の惹起遅延, 咽頭残留, 喉頭侵入あるいは誤嚥）が, 54％で口腔期の障害（食塊移送能や食塊形成能の低下）が認められた[12]. また, Yamamoto らによる DLB の VF 所見の検討では, 54.8％に不顕性誤嚥が認められ, VF 所見上誤嚥があった症例は 2 年間の経過で, 83.4％に嚥下性肺炎が生じ, 63.6％が経口摂取を断念したと報告している[13]. パーキンソニズムの治療薬である L-dopa は, 口腔期の障害には有効であるが, 咽頭期障害には無効とされており[14][15], 咽頭期嚥下運動障害は, パーキンソニズムのみでは説明がつかない. パーキンソン病においては咽頭知覚神経である迷走神経咽頭知覚枝や上喉頭神経内枝, 舌咽神経において α-シヌクレインの沈着が有意に認められるという報告があり[16], 同じ α-シヌクレノパチーである DLB においても感覚入力の障害も生じている可能性が示唆される.

　DLB/PDD における摂食嚥下障害への対応としては, 不顕性誤嚥や咽頭期嚥下機能低下への配慮が第一である. 自覚的な嚥下障害の訴えがなくても, 食事時間の延長や食後の wet voice, 痰がらみなどは咽頭期嚥下運動の低下を示唆するものであり, 適切な嚥下機能評価を行い, 食事形態や体位などの指導を介助者へ行う. また, DLB の特徴

の 1 つである幻覚妄想状態により食事の中に虫が混入していると拒食にいたるなどの先行期・準備期の障害も散見され, わかりやすい食事の提供などの環境調整の指導も重要である.

### 4．前頭側頭型認知症（frontotemporal dementia；FTD）

　FTD とは前頭葉と側頭葉前方部に病変の主座をおく非 Alzheimer 型変性疾患の包括的な臨床診断名であり, このうち, 病理学的もしくは遺伝学的に確定診断がついた症例に対しては前頭側頭葉変性症（frontotemporal lobar degeneration；FTLD）という用語が使われている.

　FTD は 1906 年に Pick により著明な前頭葉と側頭葉の著明な萎縮による言語障害や精神症状を呈する症例として報告され, 1926 年に Onari らにより Pick 病と命名された[17]. その診断基準を表6に示す[18]. 近年, FTD は臨床症状に基づき, 前頭前野の萎縮を主体とする行動障害型前頭側頭型認知症（behavioral variant frontotemporal dementia；bvFTD）, 側頭極ならびに中・下側頭回などの限局性萎縮を主体とする意味性認知症, 左優位で Sylvius 裂周囲の限局性萎縮を呈する進行性非流暢性失語の 3 型に臨床分類されている.

　FTD の摂食障害の特徴は, 診断基準にもある過剰摂食・食嗜好の変化である. Ahmed らの介護者への質問紙法による調査によれば, 食行動の変化は, 過食や炭水化物・糖分の過剰摂取において, AD の食行動と有意差が認められたと報告している[19]. これらの「むちゃ食い」「異物摂食」「盗

表 7. BPSD の治療に用いられる代表的な抗精神病薬

|  | 代表的な商品名 | 特　徴 |
|---|---|---|
| リスペリドン | リスパダール® | 液剤あり |
| オランザピン | ジプレキサ® | 注射薬あり，糖尿病は禁忌 |
| クエチアピン | セロクエル® | 糖尿病は禁忌，錐体外路症状は弱い |
| ペロスピロン | ルーラン® |  |
| アリピプラゾール | エビリファイ® | 液剤あり，錐体外路症状は弱い |
| ハロペリドール | セレネース® | 注射薬あり，DLB/PDD には禁忌 |
| スルピリド | ドグマチール® | 注射薬あり，胃・十二指腸潰瘍に適応あり |

食」などの異常食行動は，口腔内へ食物を詰め込むことにより，誤嚥・窒息につながることがあり，留意が必要である．FTD では，前頭葉・側頭葉機能の低下による自己行動の統制障害や言語障害があるため，言語による支援の効果は限定的である．間食としてテーブルにカット野菜などの低カロリー食品をおいてつまめるようにする，詰め込む傾向がある場合は小さな皿に少量ずつ提供する，自立摂食が可能であっても，介助摂食で詰め込みを予防するなどの環境整備を行う．

FTD の嚥下機能に関する検討は多くない．Langmore らは嚥下内視鏡を用いて FTD 症例の嚥下機能評価を行い，固形物による検査で咀嚼の間に著明な咽頭流入が認められること，咽頭クリアランスが低下していることを報告し，咽頭流入の原因は皮質下や皮質からの延髄嚥下中枢への入力が障害されていることによると考察している[20]．FTD 死亡症例の 25％が誤嚥性肺炎によるという報告もあり，異常食行動に加え潜在的な咽頭期嚥下運動の障害が致命的となりうることを認識すべきである．

### 認知症の薬物療法と嚥下障害

認知症の薬物治療の対象としては，中核症状である認知機能障害の他に，妄想や易怒性，徘徊などの行動・心理症状 behabiorl and psychological symptoms of dementia（BPSD）がある．BPSD に対しては，主に抗精神病薬が用いられるが（表7），これらの薬剤において特に注意すべき副作用は錐体外路症状である．過鎮静による意識レベルの低下や，パーキンソニズムはいずれも嚥下障害を増悪させる．特に，DLB は幻視とパーキンソニズムを中核症状とする疾患であり，幻視に対する抗精神病薬の投与は嚥下障害の悪化につながりやすい．認知症による嚥下障害の患者を診察する際には，これらの薬剤の内服の有無も確認し，傾眠傾向やパーキンソニズムが生じている場合は，リエゾンチームとの連携により薬剤調整を行うことで嚥下機能の改善がみられることがある．

### まとめ

一言で認知症といっても，摂食嚥下障害の病態は原因疾患や治療内容により多様である．近年の急速な超高齢社会化に伴い，認知症患者の摂食嚥下障害診療の需要も急速に増加して行くことが予測されるが，耳鼻咽喉科医には，原因疾患の病態と治療を理解したうえで，質の高い摂食嚥下機能評価，指導を行うことが求められている．

### 参考文献

1) 平成 28 年版高齢白書．第 1 章 2 節　3．高齢者の健康・福祉．2016．pp. 16 https://www8.cao.go.jp/kourei/whitepaper/w-2016/gaiyou/pdf/1s2s_3.pdf(2020.7.23 閲覧)
2) World Health Organization：International Statistical Classification of Disease and Related Health Problems. 10th Revision. Geneva：World Health Organization. 1993.
　Summary　認知症の定義は，「通常，慢性あるいは進行性の疾患によって生じ，記憶，思考，見当識，理解，計算，言語，判断など多数の高次脳機能の障害からなる症候群」である．
3) 「認知症疾患治療ガイドライン」作成委員会：第1章　認知症全般：疫学，定義，用語：1-17，認知症疾患診療ガイドライン．医学書院，2017．
4) 朝田　隆：わが国の認知症の有病率調査．老年精神医学雑誌，29：350-357，2018．

5）「認知症疾患治療ガイドライン」作成委員会：第6章　Alzheimer 病：219-250，認知症疾患診療ガイドライン．医学書院，2017.

6）Ikeda M, Brown J, Holland AJ, et al：Changes in appetite, food preference, and eating habits in frontotemporal dementia and Alzheimer's disease. J Neurol Neurosurg Psychiatry, **73**：371-376, 2002.

7）Suh MK, Kim H, Na DL：Dysphagia in patients with dementia：Alzheimer versus vascular. Alzheimer Dis Assoc Disord, **23**：178-184, 2009.
　Summary VaD との VF 所見を比較した報告では，AD 群は VaD 群に比し，咽頭期嚥下運動の障害は軽度である一方，口腔内移送時間の延長が認められた．

8）枝広あや子，平野浩彦，山田律子ほか：アルツハイマー病と血管性認知症高齢者の食行動の比較に関する調査報告（第一報）食行動変化について．日老誌，**50**：651-660, 2013.

9）「認知症疾患治療ガイドライン」作成委員会：第14章　血管性認知症：305-328，認知症疾患診療ガイドライン．医学書院，2017.

10）American Psychiatric Association：Diagnostic and Statistical Manual of Mental Disorders, Fifth Edition：DSM-5. Arlington VA：American Psychiatric Association. 2013.

11）「認知症疾患治療ガイドライン」作成委員会．第7章　Lewy 小体型認知症：237-262，認知症疾患診療ガイドライン．医学書院，2017.

12）Londos E, Hanxsson O, Alm Hirsch I, et al：Dysphagia in Lewy body dementia- a clinical observational study of swallowing function by videofluoroscopic examination. BMC Neurol, **13**：140, 2013.
　Summary レビー小体型認知症症例 82 例の VF 所見上 96％で咽頭期の障害が，54％で口腔期の障害が認められた．

13）Yamamoto T, Kobayashi Y, Murata M：Risk of pneumonia onset and discontinuation of oral intake following videofluorography in patients with Lewy body disease. Parkinsonism Relat Disord, **16**：503-506, 2010.
　Summary DLB の VF 所見の検討では，54.8％に不顕性誤嚥が認められ，VF 所見上，誤嚥があった症例は 2 年間の経過で 83.4％に嚥下性肺炎が生じ，63.6％が経口摂取を断念した．

14）Hunter PC, Crameri J, Austin S, et al：Response of parkinsonian swallowing dysfunction to dopaminergic stimulation. J Neurol Neurosurg Psychiatr, **63**：579-583, 1997.

15）Bushmann M, Dobmeyer SM, Leeker L, et al：Swallowing abnormal- ities and their response to treatment in Parkinson's disease. Neurology, **39**：1309-1314, 1989.

16）Mu L, Sobotka S, Chen J, et al：Parkinson disease affects peripheral sensory nerves in the pharynx. Arizona Parkinson's Disease Consortium. J Neuropathol Exp Neurol, **72**：614-623, 2013.

17）「認知症疾患治療ガイドライン」作成委員会：第8章　前頭側頭型認知症：263-280，認知症疾患診療ガイドライン．医学書院，2017.

18）Neary D, Snowden JS, Gustafson L, et al：Frontotemporal lobar degeneration：a consensus on clinical diagnostic criteria. Neurology, **51**：1546-1554, 1998.

19）Ahmed RM, Irish M, Kam J, et al：Quantifying the eating abnormalities in frontotemporal dementia. JAMA Neurol, **71**：1540-1546, 2014.
　Summary FTD と AD の異常食行動の比較では，FTD では過食や炭水化物・糖分の過剰摂取が有意に認められた．

20）Langmore SE, Olney RK, Lomen-Hoerth C, et al：Dysphagia in patients with frontotemporal lobar dementia. Arch Neurol, **64**：58-62, 2007.

MB ENT, 252：77-83, 2020

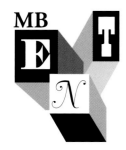

◆特集・高齢者の誤嚥をみたらどうするか

# 予防医学見地からの一般への啓発

西山耕一郎*

**Abstract** 高齢になれば自然の摂理で筋力や神経系の機能が低下し，その結果として嚥下機能も低下し，誤嚥や窒息のリスクが生じる．しかしながら，加齢変化は個人差が大きい．現在，正しい嚥下障害の知識が普及しているとは言い難く，少し前の嚥下障害の対応は，胃瘻造設と口腔ケアが主流だった．食物を誤嚥しても肺炎を発症することはないという意見もあるが，臨床の現場では食物誤嚥により，びまん性嚥下性細気管支炎から嚥下性肺炎を発症する例を頻繁に経験する．食物誤嚥は，食形態の調整と摂食時の姿勢調整や食形態の変更で誤嚥のリスクを減らせられる．また，病態を考えた咽頭期や呼吸機能と発声機能のリハビリテーションのほうが，病態に対応しない口腔期のリハビリテーションより有効である．嚥下機能を兵頭スコアにより評価し，嚥下障害の病態に対応した治療法が必要である．

**Key words** 嚥下障害（dysphagia），兵頭スコア（Hyodo score），びまん性嚥下性細気管支炎（diffuse aspiration bronchiolitis），嚥下性肺炎（aspiration pneumonia），嚥下リハビリテーション（swallowing rehabilitation）

## はじめに

現在，世間一般の嚥下障害の知識はカオス状態で，正しい知識が普及しているとは言い難い．以前にテレビ局より撮影交渉があった時に，巷で流布されている誤った情報の「良く噛めば誤嚥しない．好物は誤嚥しない．口腔ケアで嚥下性肺炎は完全に防げる．舌の運動や噛む訓練だけで嚥下機能は良くなる．」を要求してきた．食べ物を美味しく食べるためには咀嚼は必要であり，口腔ケアは必要だが食物誤嚥の予防効果は乏しい．誤嚥の多くは咽頭期が主因で，口腔期のトレーニングだけでは誤嚥は防げない．また，「ムセたら水を飲ませる．上を向いて流し込めば良い．液体は飲みやすい．麺類は食べやすい」など，誤った知識が広まっている．液体は咽頭を通過する速度が早いので誤嚥しやすいが，トロミ剤を使用して咽頭をゆっくり通過させれば誤嚥のリスクを減らせる，キザミ食はムセやすい，パンは窒息事故を起こしやすい，トロミ剤の濃度を濃くし過ぎると窒息事故が起きることが常識となっていない．

## 症例提示

**症例 1：**84 歳，女性

**【主 訴】** 水でムセる，錠剤が飲み難い．

**【経 過】** ある時から水が飲みにくくなる．3 ヶ月後に水を誤嚥して窒息しかけて以来，水を飲むのが怖くなる．9 ヶ月後に A 医院にて上部内視鏡検査を受けて，異常なしと診断される．錠剤が飲み難いので，服薬ゼリーを使用するようになる．10 ヶ月後に B 病院耳鼻咽喉科にて，喉頭内視鏡検査を受けるも異常なしと診断される．11 ヶ月後に C 病院脳神経外科を受診し，頭部 MRI を受け異常なしと診断された．13 ヶ月後に地区の福祉事務所に相談し，D 歯科医院を紹介され受診した．4 ヶ月間口腔期のリハビリテーションを受け

* Nishiyama Koichiro，〒 232-0063 神奈川県横浜市南区中里 1-11-19　西山耳鼻咽喉科医院，院長

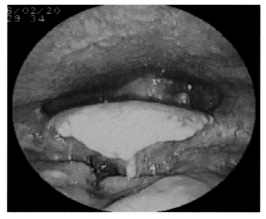

図 1. 症例 1：初診時の嚥下内視鏡検査
① 唾液貯留がない：0 点
② 喉頭蓋や披裂部に触れると反射は惹起されるが弱い：1 点
③ 着色水が喉頭蓋谷に達するのが観察できる：1 点
④ 着色水残留があるが 2〜3 回の空嚥下で wash out される：1 点
兵頭スコアは 3 点で正常範囲内だが軽度嚥下機能低下と診断した

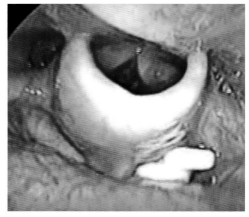

図 2. 錠剤が喉頭蓋谷につかえている状態（本症例ではない）

たが改善しないため，D 歯科医院より当耳鼻咽喉科を紹介され受診した．

【当院初診時所見】　意識清明，独歩にて受診．体温 36.7℃，痰が少量あり．常食摂取で食事のムセあり．最近は錠剤が飲み難くなり，服薬時にゼリーを使用している．

【嚥下内視鏡検査（VE）所見】　兵頭スコア[1]：① 唾液貯留がない：0 点，② 喉頭蓋や披裂部に触れると反射は惹起されるが弱い：1 点，③ 嚥下反射の惹起性は，着色水が喉頭蓋谷に達するのが観察できる：1 点，④ 着色水 3 ml 嚥下後は，着色水残留が軽度あるが 2〜3 回の空嚥下で wash out される：1 点．合計：3 点（図 1）．正常範囲内だが軽度嚥下機能低下と診断した．

【嚥下指導と治療法】　食物などを飲み込む時に軽く下を向く頸部前屈嚥下[2]と，一口量を少なめにするように指導した．嚥下訓練（リハビリテーション）として，嚥下おでこ体操[3]と頸部等尺性収縮手技[4]と吹き戻し訓練を毎食前に 10 回行うように指導した．

10 日後に錠剤がゼリーを使用しなくても飲めるようになり，液体を飲んだ時のムセも消失した．

3 週間後は，VE で兵頭スコアは 2 点に改善した．

3 ヶ月後には，VE で，兵頭スコアは 1 点に改善した．食事時間は 20 分から 15 分に短縮し，食事中のムセは消失し，錠剤を服薬ゼリーなしで飲み込んでいる．

【解　説】　嚥下機能低下の初期症状は，水や液体でムセる，錠剤の飲み難さで[5]始まる（図 2）．口腔期のリハビリテーションより，嚥下おでこ体操などの喉頭挙上訓練など咽頭期の訓練が有効である．

症例 2：85 歳，男性
【主　訴】　水が飲めない．
【経　過】　水が飲めない，水が入らない，胸が苦しい．食べ物が閊えて死の恐怖を味わったと，某病院の救急外来を夜間に救急車で受診した．その場で，頭部 CT と MRI 検査，胸部 X 線写真検査，心電図検査，上部消化管内視鏡検査を施行された．胃食道逆流症を指摘されたが，それ以外に有意所見は認められないと診断され，耳鼻咽喉科受診を勧められて帰宅した．翌日，紹介状なしで当耳鼻咽喉科を受診した．

【初診時所見】　独歩にて受診．意識清明．体温 36.4℃．痰少量，白色．食事中に咳が出て，食物を飲み込みにくいと感じ，液体でムセを自覚していた．食後の痰の増加はない．食事時間は 30 分．

【診察所見】　口腔内，上中咽頭，鼻腔には有意所見を認めず．頸部で喉頭を診察．軽度喉頭下垂を認め，空嚥下で惹起遅延は軽度低下．

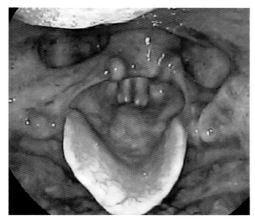

図3. 症例2：初診時嚥下内視鏡検査所見
① 軽度唾液貯留：1点
② 声門閉鎖反射が惹起されないことがある：2点
③ 着色水が喉頭蓋谷に達するのが観察できる：1点
④ 着色水残留があり複数回嚥下を行っても wash out されない：2点
兵頭スコア合計6点，中等度嚥下機能低下と診断した

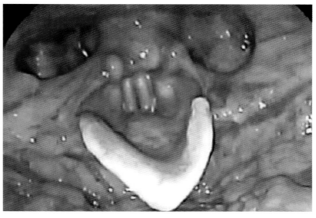

図4. 症例2：1年後嚥下内視鏡検査
① 唾液貯留なし：0点
② 声門閉鎖反射が惹起されないことがある：2点
③ 着色水が喉頭蓋谷に達するのが観察できる：1点
④ 着色水残留があり複数回嚥下で wash out された：1点
兵頭スコア合計4点でぎりぎり正常範囲内

【VE 所見】 軽度の咽頭残留を認め（兵頭スコア①：1点），内視鏡の先端で喉頭蓋を触れるが反射が惹起されないことがある（兵頭スコア②：2点）. 食紅を溶かした着色水3 ml を命令嚥下させると，着色水が喉頭蓋谷に達するのが観察でき（兵頭スコア③：1点），着色水が残留したが複数回嚥下を行っても wash out しなかった（兵頭スコア④：2点，図3）. 兵頭スコア合計6点より，中等度嚥下機能低下と診断した.

【対処法】 食形態を米飯から全粥に変更し，液体には薄トロミ剤を使用するように指導した. また，頸部前屈嚥下，一口量を少なめに，ムセたら十分に咳をして誤嚥物を喀出する. 嚥下おでこ体操，頸部等尺性収縮手技，嚥下 E 体操，吹き戻し訓練（以下，簡易嚥下訓練）を各1セット10回，1日3セット以上行うように指導した.

【5 週間後】 食事中のムセは消失し，痰の量が1/3に減少した. VE 所見：咽頭残留は消失し（兵頭スコア①：0点，），内視鏡の先端で喉頭蓋を触れるが反射が惹起されないことがある（兵頭スコア②：2点）. 着色水3 ml を命令嚥下させると，着色水が喉頭蓋谷に達するのが観察でき（兵頭ス

コア③：1点），着色水が残留したが複数回嚥下を行うと wash out した（兵頭スコア④：1点）. 兵頭スコア合計4点より嚥下機能は改善し正常範囲内と診断した.

【3 ヶ月後】 食事中のムセは消失し，痰は消失した. VE 所見：兵頭スコア①：0点，②：2点，③：1点，④：1点. 兵頭スコア合計4点.

【1 年後】 食形態は常食，液体はトロミなしで摂取しているが食事中のムセはなく，痰も出ない. VE 所見：兵頭スコア①：0点，②：2点，③：1点，④：1点. 兵頭スコア合計4点を保っている（図4）.

解説：加齢とともに嚥下機能は少しずつ低下するが，早期に発見して適切なリハビリテーションを行えば嚥下機能は改善し，機能を維持することができる.

**症例3：83歳，女性**
【主 訴】 食事のムセ.
【経 過】 1年間で誤嚥性肺炎を5回繰り返して，体重が7 kg 減少. 退院指導では食事は30回噛んでゆっくり食べるように指導され，食形態の

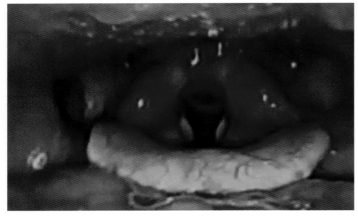

図 5.
症例 3：初診時嚥下内視鏡検査所見
① 唾液貯留がない：0 点
② 喉頭蓋や披裂部に触れると反射が惹起されないことがある：2 点
③ 着色水が喉頭蓋谷に達するのが観察できる：1 点
④ 着色水残留があるが 2〜3 回の空嚥下で wash out される：1 点
兵頭スコアは 4 点だが，時々何かの機会に誤嚥すると診断した

変更は指示されずに胃瘻造設を勧められていた．たまたま難聴にて当院を受診し，ついでに嚥下障害を診察することになった．

【初診時所見】　意識清明，円背が著明で杖歩行．一人住まいだが，近所に娘が住んで，毎日宅配弁当を食べていた．娘は，食事中にムセや痰の増加はないと主張している．一時体重が 23 kg（BMI：11.7）まで減少していた．

【VE 所見】　咽頭残留なし（兵頭スコア ①：0 点），内視鏡の先端で喉頭蓋を触れるが反射が惹起されないことがある（兵頭スコア ②：2 点）．着色水 3 ml を命令嚥下させると，着色水が喉頭蓋谷に達するのが観察でき（兵頭スコア ③：1 点），着色水が残留したが複数回嚥下を行うと wash out した（兵頭スコア ④：1 点，図 5）．兵頭スコア合計 4 点でぎりぎり正常範囲だが，円背のために顎を前に突き出して上を向いて食べており，一口量も多めで，誤嚥してもムセがない状態であり，時々何かの機会に誤嚥していると強く疑った．

【対処法】　家族にムセのない誤嚥があることを説明した．食形態を全粥，液体には薄トロミ剤を使用，一口量を少なめに，意識してゴックンさせ，可能ならリクライニング 60° で嚥下時に顎を下に向かせるように指導した．その後，お粥か卵掛けご飯を食べるようにしてから体重が 5 kg 増加して BMI が 14.3 にまで回復し，現在 1 年経過しているが肺炎を発症してない．

【解　説】　よく噛めば誤嚥しないと誤解している症例は多い．高齢者は，誤嚥しても気が付かないムセのない誤嚥例や，時々何かの機会に誤嚥して肺炎を発症する例や，肺炎の所見に乏しい例が多い．円背例は誤嚥しやすい．

症例 4：97 歳，女性
【主　訴】　口から食べさせたい
【経　過】　2 年前より重度認知症で起立歩行不能で車椅子を使用中．3 ヶ月前にトロミを付けた全粥を食事中に嘔吐し，窒息状態で某病院に緊急搬送された．入院中に嚥下訓練を受けるもムセが多く，入院 2 週間後に経鼻栄養が開始された．経口摂取は禁止のまま退院し，経鼻胃管にて栄養管理中であった．在宅訪問主治医より，娘さん（70 歳台）が経口摂取を強く希望していると，嚥下機能評価の診療依頼を受けた．往診にて診察した．初診時は訪問看護師とケアマネージャーが同席した．ベッド上で仰臥位リクライニング 30° の姿勢で診察．重度認知症，発話なし，指示が全く入らない．

【VE 所見】　下咽頭には唾液貯留はない（兵頭スコア ①：0 点），内視鏡の先端で喉頭蓋を触れるが反射の惹起が極めて不良（兵頭スコア ②：3 点）．着色水 3 ml を命令嚥下させると，着色水が梨状陥凹に達してもしばらく嚥下反射が起きない（兵頭スコア ③：3 点），着色水が残留したが複数回嚥下を行っても wash out されない（兵頭スコア ④：2 点，図 6）．兵頭スコア合計 8 点より，重度嚥下機能低下と診断した．家族に重度の認知症があり，経口摂取は誤嚥性肺炎発症や窒息のリスクがあることを十分に説明し同意を得て，さらに訪問主治医から嚥下性肺炎発症時などのリスク管理

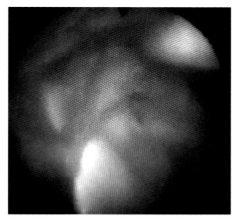

図 6. 症例 4：往診による嚥下内視鏡検
査所見
① 唾液貯留はない：0 点
② 声門閉鎖反射が惹起されないことが
ある：3 点
③ 着色水が喉頭蓋谷に達するのが観察
できる：3 点
④ 着色水残留があり複数回嚥下を行っ
ても wash out されない：2 点
兵頭スコア 8 点，重度嚥下機能低下で経
口摂取はお楽しみ程度と診断した
往診用携帯型内視鏡のために，光源が
暗く，画質も悪い
画面右上に経鼻胃管チューブと着色水
が観察できる

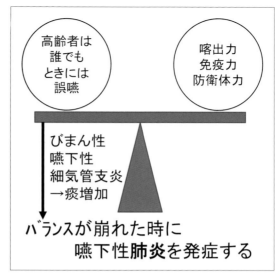

図 7. 誤嚥と嚥下性肺炎発症の関係
（文献 8 より改変）

の了解を得たので，お楽しみに柔らかいゼリーを少量経口摂取することを許可した．ご家族に話を聞いていると，1 年前に息子さん（78 歳）が肺炎で死亡していた．

【解　説】　全粥にトロミ剤を加えると付着性が増して，窒息事故の原因となる．超高齢であっても嚥下機能がある程度保たれている場合がある．カロリーがないゼリーであれば誤嚥しても肺炎を発症し難いので，お楽しみ程度で経口摂取を続けることができる場合がある．

## 考　察

　嚥下障害は common disease なのだが，多くの医師は学生時代に嚥下障害の講義を受けていない．現在，嚥下関連セミナーが多職種向けに多数開催されており，医師より他職種のほうが嚥下障害の知識が豊富な場合がある．また，誤った知識として，嚥下障害は口腔期が主因で口腔機能の訓練や咀嚼訓練で多くの改善が期待でき，口腔ケアだけで誤嚥性肺炎が完全に防げると誤った知識が浸透している．本当は咽頭期が主因で，咽頭期や呼吸機能や発声機能の訓練が重要である．口腔ケアは必要だが，直接的な肺炎の防止効果は乏しい．

　また，多くの誤嚥では肺炎を生じない，食物や水の誤嚥で肺炎は発症しないとする意見がある[6]．しかしながら，嚥下性肺炎の原因には，食物誤嚥，唾液誤嚥，胃食道逆流誤嚥の 3 種類を経験する．

　食物誤嚥とは，食事の際に食物を誤嚥して，誤嚥性の気管支炎から誤嚥性の肺炎を発症する場合である．頻度としては一番多い．食形態の変更や，嚥下リハビリテーションや，食べる時の姿勢や環境調整の指導で誤嚥を減らす効果が期待できる．1978 年に報告された「びまん性嚥下性細気管支炎（diffuse aspiration bronchiolitis；DAB）[7]」という疾患概念があり，嚥下性肺炎発症の前段階と考えられている（図 7）．

　唾液誤嚥とは，食物を食べてない禁食状態や在宅胃瘻症例が，唾液を常時誤嚥して気管支炎から肺炎を発症する場合とされ，口腔内の不衛生が発症要因として大きい．口腔ケアの効果が期待できる．ICU における嚥下性肺炎発症予防としてはセミファーラー位や腹臥位，側臥位体位変換や早期離床の有用性も示されている．

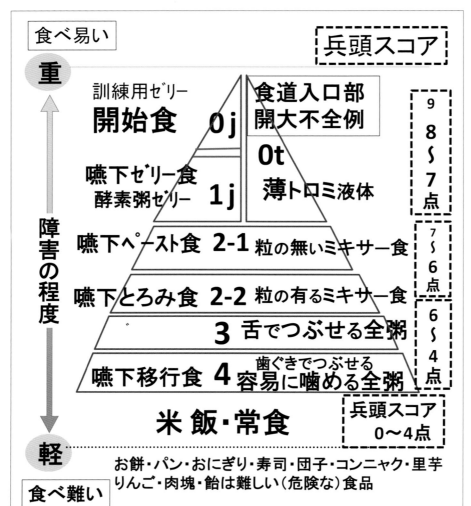

図 8.
食形態と兵頭スコア
の関係
（文献 9 より改変）

胃食道逆流誤嚥とは，胃内にある食物などが逆流して誤嚥して肺炎を発症する場合とされ，経管栄養剤の逆流や，嘔吐物の誤嚥や窒息もある．胃瘻症例や経鼻胃管症例は逆流しやすい．食後の座位保持や，睡眠時のセミファーラー位，経管栄養剤の半固形化で誤嚥を減らす効果が期待できる．

頻度として一番多いのは食物誤嚥であろう．誰でも食べ物などを誤嚥することがあるが，誤嚥しても必ず肺炎を発症するとは限らない．本文の症例1と症例2が相当する．全身状態が保たれて呼吸機能を含めた喀出力，免疫機能，防御力があれば，多少誤嚥しても気管支炎を発症して痰が増えるが肺炎を発症するとは限らない．誤嚥物の種類や量，免疫機能の低下により，肺炎を発症する[8]（図7）．少量の誤嚥を繰り返すことで気管支炎を

生じ，体力を消耗し，食事量が同じでも体重が減少していく症例を時々経験する．高齢者で体力が少しずつ低下して嚥下機能も少しずつ低下すると，少量の誤嚥を繰り返して最後に嚥下性肺炎を発症する場合がある[9]．本文の症例3が相当する．そのため好物なら誤嚥しない，誤嚥しても肺炎を発症しないと誤解している場合もある．

普段から嚥下機能を低下させないように，適度な運動とバランスの良い食事，ムセ難い食事の姿勢，食形態（図8）を知っておくことは重要である．

多くの家族は，高齢者の嚥下機能が低下しているとは思っておらず，「少し前まで普通に食べられていた．嚥下性肺炎を発症したとは信じられない」と病状に対する受け入れの悪さより医療者を攻撃し，時に訴訟問題を起こす場合がある．その

ような事例を少しでも減らすために，嚥下機能低下を早期に発見し，本人と家族に告知し，可能であれば嚥下機能改善のリハビリテーションと，食物誤嚥のリスクを減らせる食形態を指導すべきである．

## 耳鼻咽喉科医が求められていること

軽度嚥下機能低下であれば，嚥下訓練である程度の改善が期待できるので，嚥下性肺炎発症を減らせる．さらに，嚥下性肺炎を早期に診断し，抗菌薬などの薬物療法と嚥下機能に対応した食形態を指示できれば，食物誤嚥を減らせる[10]ので，嚥下性肺炎による入院を回避できる可能性があり，医療費の削減が期待できる．耳鼻咽喉科医は兵頭スコアによる嚥下機能評価と，嚥下障害の病態診断[11]をすることが求められている．

### 参考文献

1）兵頭正光，西窪加緒里，弘瀬かほり：嚥下内視鏡検査におけるスコア評価基準（試案）の作成とその臨床的意義．日耳鼻会報，**113**：670-678，2010.
　Summary　VE による兵頭スコアを記載してある．

2）藤島一郎：脳卒中の摂食・嚥下障害　第2版．医歯薬出版，1998.

3）杉浦淳子，藤本保志，安藤　篤ほか：頭頸部腫瘍術後の喉頭挙上不良を伴う嚥下障害例に対する徒手的頸部筋力増強訓練の効果，日摂食嚥下リハ会誌，**12**(1)：69-74，2008.
　Summary　嚥下おでこ体操を初めて発表した論文である．

4）岩田義弘，寺島万成，長島圭士郎ほか：高齢者に対する頸部等尺性収縮手技(chin push-pull maneuver)による嚥下訓練―自己実施訓練の効果―．耳鼻，**56** Suppl. 2：S195-S201，2010.
　Summary　頸部等尺性収縮手技(顎持ち上げ体操)を初めて発表した論文である．

5）西山耕一郎，大田隆之，杉本良介ほか：錠剤の残留症例の検討．嚥下医誌，**4**：204-211，2015.
　Summary　嚥下障害において，錠剤が飲み難くなる原因などを検討している．

6）寺本信嗣：肺は水で生きている―水の誤嚥では肺炎を生じない―．第43回日本嚥下医学会抄録集：33，2020.
　Summary　食事や水で肺炎が生じることはない，喉を鍛えても肺炎は減らせないと論じている．

7）山中　晃，斉木茂樹，岡本賢三：呼吸細気管支領域の特殊性とその病変の成り立ち．日臨，**36**：2427-2433，1978.

8）丸目正忠，藤谷順子：誤嚥性肺炎の嚥下障害とその対応．嚥下医学，**7**(1)：28-33，2018.
　Summary　誤嚥と嚥下性肺炎発症の関係を提示している．

9）西山耕一郎：嚥下障害の診断と治療―外来における対応法―．日耳鼻会報，**122**：868-876，2019.
　Summary　嚥下機能が低下して少量の誤嚥を繰り返し，嚥下性肺炎を発症する症例を提示し，その対応法を示している．

10）藤谷順子：誤嚥を少なくする食事についての助言．日医雑誌，**138**：1755-1758，2009.
　Summary　嚥下障害において，食形態を変更することにより誤嚥を減らせると論じている．

11）日本耳鼻咽喉科学会(編)：嚥下障害診療ガイドライン．金原出版，2018.
　Summary　嚥下障害の病態に対応した治療法を示している．

# 超実践!

# がん患者に必要な
# 口腔ケア

― 適切な口腔管理でQOLを上げる ―

**編集** 山﨑知子 （宮城県立がんセンター頭頸部内科 診療科長）

2020年4月発行　B5判　120頁
定価4,290円（本体3,900円＋税）

**がん患者への口腔ケア** について、重要性から実際の手技、
さらに患者からの質問への解決方法を、
**医師・歯科医師・歯科衛生士・薬剤師・管理栄養士の**
多職種にわたる執筆陣が **豊富なカラー写真・イラスト、**
**わかりやすい Web 動画** とともに解説！
医科・歯科を熟知したダブルライセンスの編者が送る、
実臨床ですぐに役立つ 1 冊です！

**全日本病院出版会** 〒113-0033 東京都文京区本郷 3-16-4　Tel：03-5689-5989
www.zenniti.com　　　　　　　　　　　　　　　　Fax：03-5689-8030

# ストレスチェック時代の

# 睡眠・生活リズム 改善 実践マニュアル

## ―睡眠は健康寿命延伸へのパスポート―

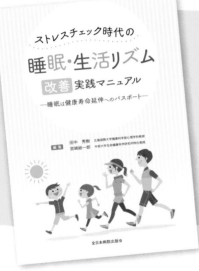

編集　田中　秀樹　広島国際大学健康科学部心理学科教授
　　　宮崎総一郎　中部大学生命健康科学研究所特任教授

2020年5月発行　B5判 168頁
定価3,630円（本体3,300円＋税）

睡眠に問題のある患者さんに、どのように指導・説明し、生活習慣やストレスを改善するのか？
子どもから高齢者まで誰にでも実践できる
睡眠指導のノウハウをこの一冊に凝縮しました！

本書巻末に実際に使用している資料を掲載！

## CONTENTS

**I　ストレスチェック時代の睡眠・生活リズム改善の必要性**
　1. 睡眠・生活リズム改善の重要性
　2. 睡眠・生活リズム改善のための睡眠関連知識の必要性
　3. ストレスチェックの運用と課題

**II　睡眠・生体リズムの理解と評価**
　1. 睡眠と生体リズム
　2. 適切な睡眠時間とは
　3. 睡眠の評価
　　**コラム** 睡眠健康指導前後での, 眠気尺度 (ESS) と
　　　　　　アテネ不眠尺度 (AIS) の応用例
　4. 知っておくと良い睡眠障害

**III　睡眠・生活リズムからアプローチする心身健康, 能力発揮**
　1. 睡眠マネジメント, 生活リズム健康法
　2. 職種に応じた睡眠・生活リズム健康法

**巻末　睡眠・生活リズム健康法で活用する資料集**

目次の詳細はここからチェック‼

全日本病院出版会
www.zenniti.com

〒113-0033 東京都文京区本郷 3-16-4　Tel:03-5689-5989
Fax:03-5689-8030

# FAX による注文・住所変更届け

改定：2015 年 1 月

　毎度ご購読いただきましてありがとうございます．

　読者の皆様方に小社の本をより確実にお届けさせていただくために，FAX でのご注文・住所変更届けを受けつけております．この機会に是非ご利用ください．

## ◇ご利用方法

　FAX 専用注文書・住所変更届けは，そのまま切り離して FAX 用紙としてご利用ください．また，注文の場合手続き終了後，ご購入商品と郵便振替用紙を同封してお送りいたします．**代金が 5,000 円をこえる場合，代金引換便とさせて頂きます．**その他，申し込み・変更届けの方法は電話，郵便はがきも同様です．

## ◇代金引換について

　本の代金が 5,000 円をこえる場合，代金引換とさせて頂きます．配達員が商品をお届けした際に，現金またはクレジットカード・デビットカードにて代金を配達員にお支払い下さい(本の代金＋消費税＋送料)．(※年間定期購読と同時に 5,000 円をこえるご注文を頂いた場合は代金引換とはなりません．郵便振替用紙を同封して発送いたします．代金後払いという形になります．送料は定期購読を含むご注文の場合は頂きません)

## ◇年間定期購読のお申し込みについて

　年間定期購読は，1 年分を前金で頂いておりますため，代金引換とはなりません．郵便振替用紙を本と同封または別送いたします．送料無料，また何月号からでもお申込み頂けます．

　毎年末，次年度定期購読のご案内をお送りいたしますので，定期購読更新のお手間が非常に少なく済みます．

## ◇住所変更届けについて

　年間購読をお申し込みされております方は，その期間中お届け先が変更します際，必ずご連絡下さいますようよろしくお願い致します．

## ◇取消，変更について

　取消，変更につきましては，お早めに FAX，お電話でお知らせ下さい．

　返品は，原則として受けつけておりませんが，返品の場合の郵送料はお客様負担とさせていただきます．その際は必ず小社へご連絡ください．

## ◇ご送本について

　ご送本につきましては，ご注文がありましてから約 1 週間前後とみていただきたいと思います．お急ぎの方は，ご注文の際にその旨をご記入ください．至急送らせていただきます．2〜3 日でお手元に届くように手配いたします．

## ◇個人情報の利用目的

　お客様から収集させていただいた個人情報，ご注文情報は本サービスを提供する目的(本の発送，ご注文内容の確認，問い合わせに対しての回答等)以外には利用することはございません．

　その他，ご不明な点は小社までご連絡ください．

株式会社　全日本病院出版会　〒 113-0033 東京都文京区本郷 3-16-4-7 F
電話 03(5689)5989　FAX03(5689)8030　郵便振替口座 00160-9-58753

年　　月　　日

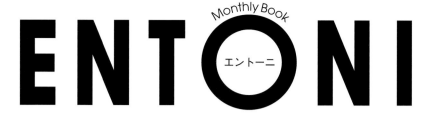

## FAX 専用注文書

「Monthly Book ENTONI」誌のご注文の際は，この FAX 専用注文書もご利用頂けます．また電話でのお申し込みも受け付けております．毎月確実に入手したい方には年間購読申し込みをお勧めいたします．また各号１冊からの注文もできますので，お気軽にお問い合わせください．

> バックナンバー合計
> 5,000 円以上のご注文
> は代金引換発送

―お問い合わせ先―
㈱全日本病院出版会 営業部
電話 03(5689)5989　　FAX 03(5689)8030

□年間定期購読申し込み　No.　　　から

□バックナンバー申し込み

| No. - 冊 | No. - 冊 | No. - 冊 | No. - 冊 |
|---|---|---|---|
| No. - 冊 | No. - 冊 | No. - 冊 | No. - 冊 |
| No. - 冊 | No. - 冊 | No. - 冊 | No. - 冊 |
| No. - 冊 | No. - 冊 | No. - 冊 | No. - 冊 |

□他誌ご注文

　　　　　　　　　　　冊｜　　　　　　　　　　　冊

| お名前 | フリガナ　　　　　　　　　　　　　　　　　　　　　　　㊞ | 診療科 |
|---|---|---|
| ご送付先 | 〒　-　<br><br><br>□自宅　　□お勤め先 | |

| 電話番号 | □自宅<br>□お勤め先 |
|---|---|

FAX 03-5689-8030 全日本病院出版会行

全日本病院出版会行

FAX 03-5689-8030

年　月　日

## 住 所 変 更 届 け

| お名前 | フリガナ | |
|---|---|---|
| お客様番号 | | 毎回お送りしています封筒のお名前の右上に印字されております8ケタの番号をご記入下さい。 |
| 新お届け先 | 〒　　　　都道府県 | |
| 新電話番号 | （　　　　） | |
| 変更日付 | 年　月　日より | 月号より |
| 旧お届け先 | 〒 | |

※ 年間購読を注文されております雑誌・書籍名に✓を付けて下さい。
- ☐ Monthly Book Orthopaedics（月刊誌）
- ☐ Monthly Book Derma.（月刊誌）
- ☐ 整形外科最小侵襲手術ジャーナル（季刊誌）
- ☐ Monthly Book Medical Rehabilitation（月刊誌）
- ☐ Monthly Book ENTONI（月刊誌）
- ☐ PEPARS（月刊誌）
- ☐ Monthly Book OCULISTA（月刊誌）

▰▰▰▰▰▰▰▰▰▰▰▰▰▰▰▰▰▰▰▰▰▰▰▰▰▰▰

通常号⇒ 2,500 円＋税
※No.206 以前発行のバックナンバー,
　各目次等の詳しい内容は HP
　（www.zenniti.com）をご覧下さい.

**次号予告**

## 聴覚検査のポイント
### ―早期発見と適切な指導―

No.253（2021 年 1 月号）

編集企画／昭和大学教授　　　　　小林一女

編集顧問：本庄　　巌　京都大学名誉教授

編集主幹：小林　俊光　仙塩利府病院
　　　　　　　　　　　耳科手術センター長

　　　　　曾根 三千彦　名古屋大学教授

No. 252　編集企画：
　原　浩貴　川崎医科大学教授

**Monthly Book ENTONI　No.252**

2020 年 12 月 15 日発行（毎月 1 回 15 日発行）

定価は表紙に表示してあります.

Printed in Japan

発行者　末　定　広　光
発行所　株式会社　全日本病院出版会
〒 113-0033 東京都文京区本郷 3 丁目 16 番 4 号 7 階
　　電話（03）5689-5989　Fax（03）5689-8030
　　郵便振替口座 00160-9-58753

印刷・製本　三報社印刷株式会社　　電話（03）3637-0005
広告取扱店　㈱日本医学広告社　　電話（03）5226-2791

© ZEN・NIHONBYOIN・SHUPPANKAI, 2020